Chiranth Gowda H P
Javaji Ravi Prasad
M Gautam

Estudo comparativo da USG e da TC no diagnóstico da pancreatite aguda

Chiranth Gowda H P
Javaji Ravi Prasad
M Gautam

Estudo comparativo da USG e da TC no diagnóstico da pancreatite aguda

ScienciaScripts

Imprint
Any brand names and product names mentioned in this book are subject to trademark, brand or patent protection and are trademarks or registered trademarks of their respective holders. The use of brand names, product names, common names, trade names, product descriptions etc. even without a particular marking in this work is in no way to be construed to mean that such names may be regarded as unrestricted in respect of trademark and brand protection legislation and could thus be used by anyone.

Cover image: www.ingimage.com

This book is a translation from the original published under ISBN 978-620-6-77460-0.

Publisher:
Sciencia Scripts
is a trademark of
Dodo Books Indian Ocean Ltd. and OmniScriptum S.R.L publishing group

120 High Road, East Finchley, London, N2 9ED, United Kingdom
Str. Armeneasca 28/1, office 1, Chisinau MD-2012, Republic of Moldova, Europe
Printed at: see last page
ISBN: 978-620-8-13334-4

" ESTUDO COMPARATIVO DA ECOGRAFIA E DA TOMOGRAFIA COMPUTORIZADA NO DIAGNÓSTICO DE PANCREATITE AGUDA"

Por

Dr. CHIRANTH GOWDA H.P.

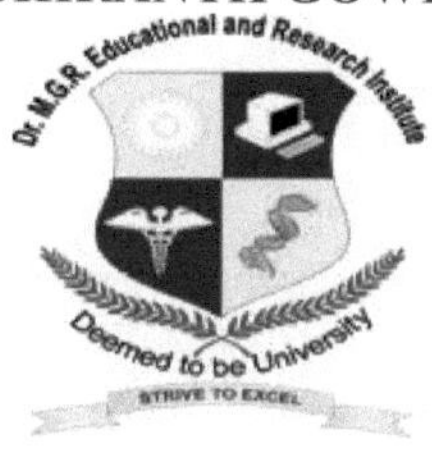

Dissertação apresentada ao

Dr. M.G.R. Educational and Research Institute (Deemed to be University) Chennai, Índia em cumprimento parcial dos requisitos para o grau de

DOUTOR EM

MEDICINA EM

RADIO-DIAGNÓSTICO

Sob a orientação e supervisão de

Dr. JAVAJI RAVI PRASAD

Professor

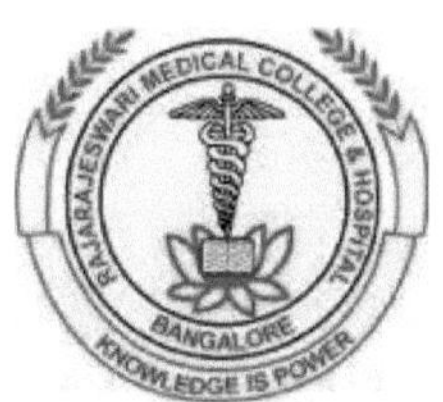

DEPARTAMENTO DE RADIO-DIAGNÓSTICO

RAJARAJESWARI MEDICAL COLLEGE AND HOSPITAL

MYSORE ROAD, BENGALURU, KARNATAKA

2021-2024

LISTA DE ABREVIATURAS

AP-Acute Pancreatitis

CBD- Common Bile Duct

CT - Computed Tomography

CECT – Contrast Enhanced Computed Tomography

ED - Emergency Department

MPD- Main Pancreatic duct

MRI – Magnetic Resonance Imaging

MRCP – Magnetic Resonance Cholangiopancreatography

N - Number of cases

PV – Portal Vein

SV- Splenic Vein

US- Ultrasound

USG – Ultrasonography

WON – Walled off Necrosis

SAP – Severe Acute Pancreatitis

SIRS – Systemic Inflammatory Response Syndrome

APFC's- Acute peripancreatic fluid collections

ÍNDICE DE CONTEÚDOS

"ESTUDO COMPARATIVO DA ULTRA-SONOGRAFIA E DA TOMOGRAFIA COMPUTORIZADA NO DIAGNÓSTICO DE PANCREATITE AGUDA"

RESUMO

INTRODUÇÃO:

A pancreatite aguda (PA) é a inflamação do pâncreas geralmente acompanhada de dor abdominal e de níveis elevados de enzimas pancreáticas séricas, com uma elevada taxa de morbilidade e mortalidade. A USG permite efetuar o diagnóstico radiológico inicial da pancreatite aguda e determinar a extensão do envolvimento e avaliar outros órgãos abdominais. A TAC fornece uma anatomia transversal do órgão e o envolvimento de estruturas adjacentes. Com a utilização do estudo com contraste, é possível obter mais informações sobre a necessidade de pancreatite aguda.

O objetivo deste estudo é compreender o papel da TC e da USG no diagnóstico da pancreatite e destacar e avaliar os casos em que a USG falhou o diagnóstico e que foram ajudados pela TC.

OBJECTIVOS E METAS:

Comparar a eficácia da Ultrassonografia e da Tomografia Computorizada no diagnóstico da Pancreatite Aguda.

METODOLOGIA:

O estudo incluiu 50 doentes encaminhados com dor abdominal aguda, apoiando a pancreatite aguda para CECT e que foram primeiro avaliados com ecografia no Departamento de Radiodiagnóstico, RajaRajeswari Medical College & Hospital, Bengaluru.

RESULTADOS:

Dos 50 doentes da população estudada com dor abdominal aguda, 40 (80%) apresentavam pâncreas volumoso, 20 (40%) apresentavam ecotextura heterogénea e 18 (36%) apresentavam ecotextura hipoecóica na ecografia. Enquanto 46 (92%) dos indivíduos do estudo apresentavam pâncreas volumoso na TC. O achado intra e extra pancreático mais comum na USG foi a coleção de líquido peripancreático em 21 (42%) e o fígado gordo observado em 11 (22%), respetivamente. Um total de 40 (80%) dos indivíduos do estudo apresentaram caraterísticas sugestivas de pancreatite aguda na USG. O achado intra-pancreático mais comum na TC foi idêntico ao da USG. Os achados extra-pancreáticos registados na TC foram ascite em 6 (12%), colelitíase em 9 (18%), fígado gordo em 10 (20%) e derrame pleural em 10 (20%). 46 (92%) indivíduos do estudo foram positivos para pancreatite aguda na TC. Todos os casos positivos na USG foram também positivos na TC, mas a TC conseguiu detetar seis casos de pancreatite aguda (PA) que eram negativos na USG.

CONCLUSÃO:

Neste estudo, dos 50 doentes da população estudada com dor abdominal aguda, 40 (80%) apresentavam um pâncreas volumoso na ecografia, em comparação com 46 (92%) dos indivíduos do estudo que apresentavam um pâncreas volumoso na TC. Todos os casos positivos na USG foram também positivos na TC, mas a TC foi capaz de detetar seis casos de pancreatite aguda (PA) que eram negativos na USG. Assim, pode concluir-se que a TC desempenhou um papel importante no diagnóstico da pancreatite aguda em casos de pancreatite aguda negativos na USG. Com base nos resultados do estudo, pode concluir-se que a TC é mais eficaz do que a USG no diagnóstico da pancreatite aguda.

INTRODUÇÃO

INTRODUÇÃO

A pancreatite aguda é uma condição inflamatória pancreática caracterizada pela ativação intracelular inadequada de enzimas proteolíticas, que resulta na autodigestão do parênquima pancreático, necrose da gordura intersticial e vasculite necrosante.[1]

A grande maioria dos indivíduos tem pancreatite edematosa intersticial (PEI) ligeira, que é auto-limitada e responde rapidamente ao tratamento conservador. No entanto, 20% desenvolvem pancreatite aguda grave (PAE), que pode evoluir para uma síndrome de resposta inflamatória sistémica (SIRS) e levar a consequências sistémicas sépticas com elevada morbilidade e mortalidade.[2] Este subgrupo requer atenção médica rápida para evitar complicações potencialmente fatais.

Na nossa prática, a frequência da pancreatite aguda é significativa e a taxa de mortalidade associada tem-se mantido consistente em 10-20% nos últimos 20 anos[3] . É fundamental diagnosticá-la precocemente para que possa ser administrado o tratamento mais adequado a cada doente, com o objetivo de reduzir a morbilidade e a mortalidade. A avaliação clínica da pancreatite aguda não é fiável, sendo que até 50% dos doentes são mal diagnosticados. O pâncreas é uma glândula dupla no corpo humano que é difícil de avaliar através de abordagens clínicas e radiográficas convencionais. É uma estrutura glandular retroperitoneal na parte superior do abdómen que tem duas funções: uma glândula exócrina que ajuda a digestão e uma glândula endócrina que produz hormonas. Por conseguinte, a avaliação do pâncreas é também um desafio.

Uma patologia inflamatória pancreática será considerada no diagnóstico diferencial de várias doenças que se apresentam com dor abdominal aguda.[4] Os marcadores clínicos e bioquímicos desempenham um papel importante no diagnóstico da pancreatite aguda. No entanto, a história e a apresentação clínica podem ser enganadoras e as medidas bioquímicas, em especial os níveis de amilase sérica, podem estar elevados numa variedade de outras doenças não pancreáticas, como perfuração intestinal, obstrução intestinal, peritonite, gravidez ectópica e outras. Todas estas doenças podem ser excluídas através de uma ecografia de rastreio e da determinação do nível de lipase sérica. Os níveis séricos de amilase podem estar normais, especialmente se o exame for efectuado alguns dias após o início da pancreatite aguda.[5]

Anteriormente, os exames radiográficos de rotina não eram específicos para as doenças pancreáticas. A ecografia e a tomografia computorizada permitiram um exame rápido, preciso e não invasivo do pâncreas. A ultrassonografia foi a primeira a fornecer uma imagem transversal fiável, reprodutível, de baixo custo e não invasiva da anatomia do pâncreas e uma imagem sem radiação. No entanto, tem limitações em doentes obesos e em doentes com muitos gases intestinais. A TC proporciona uma abordagem diagnóstica que não tem estas limitações e contém vários aspectos únicos que permitem a obtenção de imagens pancreáticas mais detalhadas.[6]

Devido à sua maior sensibilidade, a tomografia computorizada surge como a ferramenta imagiológica de eleição para determinar a natureza e a extensão das lesões pancreáticas. O objetivo do estudo foi compreender o papel da TC e da USG na determinação do diagnóstico de pancreatite e realçar e avaliar os casos em que a USG falhou o diagnóstico e que foram ajudados pela TC.[7]

OBJECTIVO E METAS

OBJECTIVO DO ESTUDO:

Comparar a eficácia da ecografia e da tomografia computorizada em diagnóstico de pancreatite aguda.

OBJECTIVOS:

- Avaliar a eficácia da ecografia no diagnóstico da pancreatite aguda.
- Avaliar a eficácia da Tomografia Computorizada no diagnóstico da Pancreatite Aguda.
- Comparar e avaliar a eficácia da Ultrassonografia e da Tomografia Computorizada no diagnóstico da Pancreatite Aguda.

REVISÃO DA LITERATURA

REVISÃO DA LITERATURA

HISTÓRIA DO PÂNCREAS:

Atribui-se a Herófilo de Calcaídon a primeira descrição do pâncreas, por volta de 300 a.C. O nome pâncreas (grego: pan, tudo; kreas, carne) só foi dado a este órgão 400 anos mais tarde por Rufo de Éfeso (100 d.C.)[8] . S. Alberti (1578), J. Schenck (1600) e N. Tulp (1641) apresentaram os primeiros relatos de casos de pessoas que morreram de inflamação supurativa ou de tumores pancreáticos (Sachs 1993)[9] . Fitz publicou o primeiro esquema de categorização da PA em 1889.[10] Opie descreveu a relação entre cálculos biliares e PA em 1901. [11]

O álcool foi firmemente estabelecido como um importante fator patogénico em 1917.[12] Chiari et al.[13] postularam, há mais de um século, que a ativação intrapancreática dos zimogéneos conduz à autodigestão pancreática e constitui um elemento importante na fisiopatologia da PA. A relação entre a hiperamilasémia e a PA é conhecida desde 1929.[14] Comfort et al.[15] da Clínica Mayo publicaram o primeiro relatório de PA hereditária.

O pâncreas foi uma estrutura oculta ao longo da história da radiografia, visível apenas indiretamente através de estudos dos órgãos circundantes, tais como exames de bário do sistema gastrointestinal superior. A primeira abordagem que permitiu a obtenção direta de imagens do pâncreas foi a ecografia.[16] Com o aparecimento da tomografia computorizada (TC), a imagiologia pancreática avançou significativamente. [17,18]

A justificação para a cirurgia na PA grave evoluiu nos últimos 50 anos. Inicialmente, a pancreatectomia total era frequentemente recomendada, mas resultava em taxas de mortalidade muito elevadas.[19] O pensamento atual é que os doentes com necrose pancreática infetada beneficiam do desbridamento cirúrgico e da drenagem do tecido infetado e desvitalizado. [20, 21, 22] Além disso, a cirurgia é frequentemente necessária se o suporte agressivo de órgãos numa unidade de cuidados intensivos parecer inadequado para um doente com PA e disfunção orgânica.

ANATOMIA DO PÂNCREAS:

O pâncreas está localizado na região do epigástrio, estendendo-se transversalmente desde a ansa duodenal até ao hilo esplénico ao nível de L1, medindo cerca de 15 cm de comprimento. A sua arquitetura é lobulada. É constituído pela cabeça, processo uncinado, pescoço, corpo e cauda. Exceto a cauda, que é evidente no ligamento esplenorenal, é principalmente uma estrutura retroperitoneal.

A cabeça está posicionada dentro da curva do duodeno, que é sobreposta pelo piloro do estômago e pelo bolbo duodenal na sua superfície superior.

Em relação à vasculatura mesentérica superior, o processo uncinado projecta-se posteriormente. O restante do pâncreas está localizado anteriormente à veia cava inferior, às veias renais, à aorta abdominal e à artéria celíaca.

O colo do pâncreas está localizado anteriormente à junção das veias esplénica e mesentérica superior, que formam a veia porta.

O corpo pancreático curva-se através das vértebras e estende-se até à calha paravertebral esquerda. A veia e a artéria esplénicas correm posteriormente ao corpo pancreático. O corpo, por sua vez, situa-se em frente do rim esquerdo e da glândula suprarrenal.[23]

PARTES E RELAÇÕES:

A cauda do pâncreas é observada em conexão com o hilo esplénico, onde está inserida no ligamento esplenorenal. O saco menor pode ser visto anteriormente ao pâncreas, e o estômago pode ser visto mais anteriormente.

O ducto pancreático primário está localizado na secção anterior do pâncreas. Liga-se ao ducto biliar comum e drena para a ampola de vater. O ducto auxiliar de Santorini parte da cabeça do pâncreas e desagua na papila menor do duodeno, a cerca de 2 cm da ampola de Vater.[23]

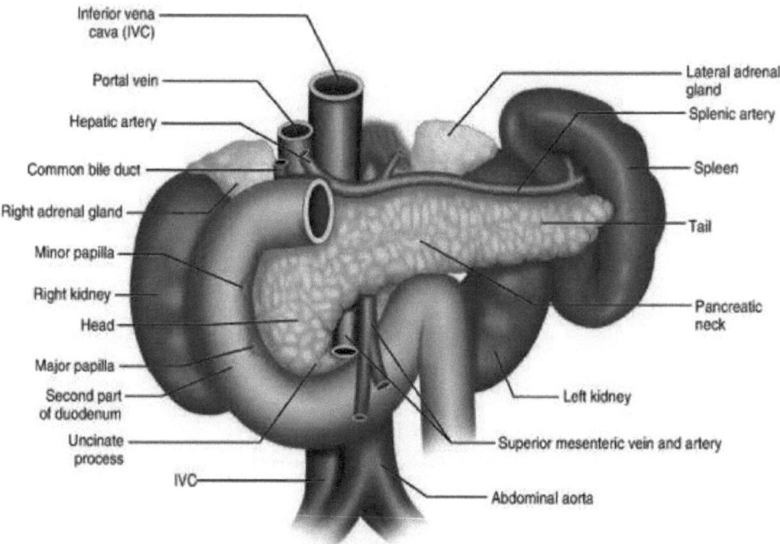

FIGURA 1: ANATOMIA DO PÂNCREAS

FORNECIMENTO ARTERIAL:

O fornecimento arterial da cabeça do pâncreas provém da artéria pancreaticoduodenal superior e da artéria pancreaticoduodenal inferior, que são, por sua vez, ramos da artéria gastroduodenal e da artéria mesentérica superior, respetivamente. O resto do pâncreas é irrigado pela artéria esplénica através de múltiplos pequenos ramos diretos e da artéria pancreática magna. Também pode ser irrigado pela artéria pancreática dorsal, que é um ramo da artéria celíaca ou da artéria esplénica. [23]

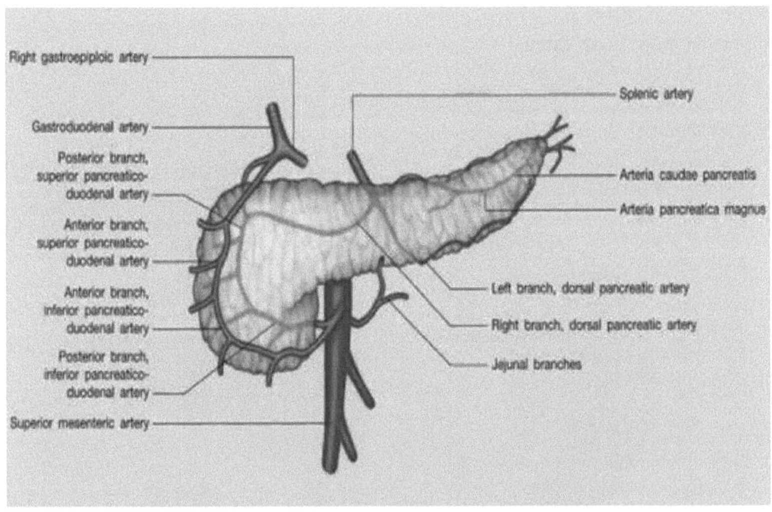

FIGURA 2: IRRIGAÇÃO ARTERIAL DO PÂNCREAS

DRENAGEM VENOSA:

A drenagem venosa do pâncreas é feita para a veia mesentérica superior e para a veia porta a partir da cabeça do pâncreas e para a veia esplénica a partir do resto do pâncreas. [23]

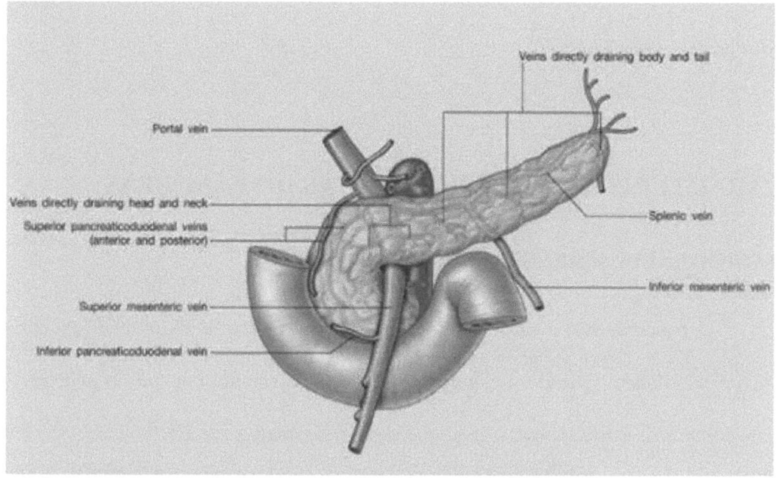

FIGURA 3: DRENAGEM VENOSA DO PÂNCREAS

DRENAGEM LINFÁTICA:

A drenagem linfática do pâncreas faz-se para os gânglios que se situam ao longo do trajeto das artérias que o irrigam. Finalmente, drena para os gânglios celíacos pré-aórticos. [23]

EMBRIOLOGIA DO PÂNCREAS:

O pâncreas desenvolve-se a partir da junção do intestino anterior e do intestino médio primitivos. Há uma grande divisão dorsal e dois pequenos brotos ventrais que surgem em conjunto com o ducto biliar. O botão ventral esquerdo geralmente atrofia-se, enquanto o botão ventral direito vira-se posteriormente para se unir à porção inferior da divisão dorsal. [24]

CARACTERÍSTICAS RADIOLÓGICAS DO PÂNCREAS:

RADIOGRAFIA SIMPLES DO ABDÓMEN:

O pâncreas não é normalmente visível na radiografia abdominal, exceto se estiver calcificado. Quando a calcificação é vista distribuída por todo o pâncreas, é vista como uma estrutura transversal que se estende ao nível de L1.[25]

ULTRA-SONOGRAFIA:

A ecotextura pancreática normal é homogénea, ligeiramente hiperecóica ou isoecóica em relação ao fígado. Devido aos níveis variáveis de gordura, a obesidade e o envelhecimento levam a que o pâncreas se torne hiperecogénico. O pâncreas inteiro é pouco visível em 60% dos exames, porque está oculto pelo estômago e pelo gás intestinal transverso. Os cortes transversais mostram o pâncreas antes da veia esplénica. A artéria celíaca divide-se em artérias esplénica e hepática imediatamente acima do pâncreas. Cefalicamente à cabeça do pâncreas, é visível o ducto biliar. No lado direito, o piloro e o duodeno são mostrados curvando a cabeça do pâncreas. A cabeça e o colo do pâncreas são visíveis na linha média, antes da junção das veias esplénica e mesentérica superior. O processo uncinado é mostrado posteriormente aos vasos mesentéricos superiores.

O corpo é observado através da linha média anterior à veia esplénica. Vistas oblíquas através do baço revelam a cauda do pâncreas. O ducto pancreático principal pode ser visto no lado anterior do pâncreas. Tipicamente observado em cerca de 80% dos casos. Tem cerca de 3 mm na cabeça, 2 mm no corpo e 1,5 mm na cauda. [26]

TOMOGRAFIA COMPUTORIZADA

Devido à posição oblíqua do pâncreas, as imagens sequenciais de TC mostram todo o parênquima. A cauda é visível no nível mais alto, ao nível do hilo esplénico, enquanto o processo uncinado é visto no nível mais baixo. Normalmente, a cabeça do pâncreas tem 2 cm de espessura, o colo tem 0,5 a 1 cm de espessura e o corpo e a cauda têm 1-2 cm de espessura. A dimensão craniocaudal do pâncreas ao nível da cabeça é de 8 cm, enquanto o corpo e a cauda têm 3-4 cm. O ducto pancreático está presente na maioria dos casos. A cabeça do pâncreas mostra o ducto biliar comum. O desenvolvimento da veia porta ocorre atrás do colo do pâncreas. O mesentério é visível antes do processo uncinado. [27]

RESSONÂNCIA MAGNÉTICA DO PÂNCREAS:

O pâncreas tem o T1 mais curto de todos os órgãos abdominais, pelo que aparece hiperintenso nas imagens ponderadas em T1. Também é visto em imagens ponderadas em T2. O pâncreas é muito vascularizado e responde fortemente ao bolus de gadolínio na fase arterial. A CPRM mostra tanto uma arquitetura ductal normal como anomalias congénitas. O ducto pancreático normal tem 2 mm de espessura. Podem ser observados numerosos ramos laterais que fluem para o ducto a partir dos lóbulos no parênquima pancreático. [28]

PANCREATITE AGUDA

A pancreatite aguda é uma das patologias mais complexas e dramáticas do abdómen, exigindo uma terapia urgente. O processo pode incluir supuração, necrose e hemorragia do tecido pancreático[29,30] . Os factores etiológicos mais comuns da pancreatite aguda são a colelitíase e o abuso de álcool. Outras causas incluem factores metabólicos, iatrogénicos, vasculares, infecciosos e tóxicos. [31]

DEFINIÇÃO:

A pancreatite aguda (PA), uma doença inflamatória do pâncreas, refere-se à autodigestão do pâncreas, na qual as enzimas pancreáticas lesam o tecido pancreático e conduzem à disfunção da glândula, bem como de órgãos e sistemas remotos. A epidemiologia das doenças muda frequentemente com o tempo - no caso da pancreatite, este aspeto é certamente verdadeiro. As razões para tais alterações são muitas: crescimento e migração da população, alteração dos padrões de consumo de álcool e do tabagismo, aumento das taxas de obesidade e reconhecimento das causas metabólicas da pancreatite, e utilização crescente e melhoria da qualidade das modalidades de imagiologia. [32, 33]

EPIDEMIOLOGIA:

INCIDÊNCIA

A incidência global combinada de PA é de 34 casos por 100 000 pessoas por ano [95% CI 23-49], sem diferença estatisticamente significativa entre homens e mulheres[34.] A doença afecta principalmente adultos com idades compreendidas entre os 60 e os 75 anos.[35] Além disso, podemos identificar locais de alta incidência (aqueles com mais de 34 casos por 100.000 habitantes por ano, conforme definido pela OMS) como a América do Norte e o Pacífico Ocidental.

Após o primeiro episódio de PA, 21% (IC 95% 17-26%) dos doentes adquiriram PA recorrente e 36% (IC 95% 20-53%) desenvolveram pancreatite crónica.[32]

PREVALÊNCIA:

A prevalência é frequentemente considerada em termos de doenças crónicas, embora a prevalência de doenças agudas também possa ser significativa[32] . Os pancreatologistas não se tinham concentrado em estimar a prevalência da PA porque se partia do princípio de que a maioria dos doentes não desenvolvia consequências a longo prazo, apesar de os dados indicarem que mesmo os doentes com PA ligeira (cerca de 80%) têm um risco a longo prazo de diabetes mellitus pelo menos duas vezes maior do que a população em geral[36, 37.] . Consequentemente, o conhecimento da prevalência pode permitir medir o peso projetado das sequelas atribuídas à pancreatite aguda na população em geral e aconselhar a afetação eficaz dos recursos dos cuidados de saúde.[32]

MORTALIDADE:

Na revisão exaustiva efectuada por Xiao et al.[34] , a mortalidade combinada de um episódio de PA em sete estudos de coorte baseados na comunidade foi de 1,16 (IC 95% 0,85-1,58) por 100 000 habitantes em geral por ano. A insuficiência orgânica persistente e a necrose pancreática infetada são preditores bem estabelecidos do aumento do risco de mortalidade na PA[38] . Na PA, existem dois picos de letalidade: o primeiro, associado à falência precoce de órgãos, surge uma semana após o início da doença; o segundo, associado aos centros de necrose infetada, começa na segunda semana da doença.

EPIDEMIOLOGIA DA PANCREATITE AGUDA

A pancreatite aguda (PA) é uma apresentação de emergência comum, representando 3% de todos os internamentos hospitalares por dor abdominal aguda[39] . A prevalência da PA varia significativamente consoante os países. Em Inglaterra e na Alemanha, foram registados valores baixos.[40] Na Índia, contudo, a PA é uma doença generalizada com uma frequência crescente entre 1970 e 1989, que coincide com o consumo de álcool.[41] No entanto, a sua prevalência crescente pode ser atribuída, em parte, a melhores ferramentas de diagnóstico, como a TC.

ETIOLOGIA DA PANCREATITE AGUDA

- A PA tem muitas etiologias distintas, embora aproximadamente 80% de todos os casos possam ser atribuídos a cálculos biliares ou ao álcool. [42]
- O grupo idiopático continua a representar 10-30% de todos os casos.

- O interesse crescente tem-se centrado no lodo biliar, que está presente em 70% dos doentes com PA idiopática.[43]
- Além disso, mais de 85 medicamentos foram registados como causadores de PA.[44]
- Também foi reconhecido que a PA pode raramente ser autossómica dominante hereditária causada por uma mutação no gene do tripsinogénio-1 que permite que o tripsinogénio prematuramente ativado cause a autodigestão das células acinares.[45]
- Cerca de 10% dos casos de PA estão associados a outras etiologias diversas.[44] No entanto, embora existam vários tipos de agentes e eventos indutores, a resposta do sistema imunitário parece ser idêntica, independentemente da causa. [46]

PATOGÉNESE DA PANCREATITE AGUDA

Eventos primários

A principal função das células acinares pancreáticas é a síntese e secreção de precursores de enzimas digestivas inactivas (tripsinogénio, quimotripsinogénio, proelastase, procarboxipeptidases A e B e profosfolipase A2) para o duodeno.[47, 48]

A patogénese da PA é apenas parcialmente conhecida. A fase inicial envolve eventos desencadeantes, que são, na sua maioria, de origem extrapancreática. Clinicamente, o mais significativo deles parece ser a passagem de cálculos no trato biliar ou o consumo de etanol. Embora a ligação clínica entre a PA e a doença biliar e o consumo de etanol seja bem conhecida, as razões moleculares para estas ligações têm permanecido indefinidas.[49] Verificou-se que a duração da obstrução do ducto está diretamente associada à gravidade da PA experimental.[50]

A ativação do tripsinogénio nas células acinares, mediada pela catepsina B hidrolase lisossomal, parece ser um evento precoce e importante que conduz a danos celulares. A célula acinar é rompida após a ativação precoce das proteases, em resultado da interação entre as enzimas digestivas e lisossomais, e as proteases activas escapam subsequentemente para o interstício pancreático.[51] Quando estas enzimas são libertadas no interstício pancreático, no retroperitoneu, na cavidade peritoneal e na circulação, produzem danos necrotizantes através de uma variedade de mecanismos, incluindo a autodigestão local por lipases e proteases.[52] Outro processo fundamental é a libertação de diferentes mediadores inflamatórios.[53, 54]

FASES DE AP

A PA divide-se em fases iniciais e tardias.

- A fase inicial (a primeira semana após o início do tratamento) é marcada pela ativação da cascata de citocinas, que resulta na síndrome da resposta inflamatória sistémica (SIRS). Existe um risco acrescido de desenvolver falência de órgãos se a SIRS persistir, que pode ser transitória se se resolver em 48 horas ou persistente se se mantiver durante mais de 48 horas.[55, 56, 57]

-A fase tardia ocorre apenas em doentes com pancreatite moderadamente grave ou grave, definida por insuficiência orgânica persistente e complicações locais, e é caracterizada pela presença de complicações locais, manifestações sistémicas e/ou insuficiência orgânica transitória ou persistente.[58]

CLASSIFICAÇÃO DE AP

De acordo com a classificação revista de Atlanta, a gravidade da PA identifica três classes:

- PA ligeira, sem falência de órgãos e sem complicações locais ou sistémicas. Os doentes com PA ligeira geralmente não necessitam de imagiologia pancreática e a mortalidade é muito rara.[59]
- PA moderadamente grave caracterizada pela presença de falência transitória de órgãos ou complicações locais ou sistémicas na ausência de falência persistente de órgãos.

PA grave, caracterizada por insuficiência orgânica persistente, que pode ser única ou múltipla; estes doentes podem ter uma ou mais complicações locais e têm um risco acrescido de morte. [55, 56, 57]

Para correlacionar as complicações e a mortalidade, foram concebidos vários sistemas de pontuação clínica, como o Marshal ou o APACHE (Acute Physiology and Chronic Health Disease Classification System).[58] Em 1990, Balthazar et al. introduziram o índice de gravidade da TC para avaliar a PA. Em 2004, Mortele et al.[60] introduziram o MCTSI, que inclui como indicadores de prognóstico a inflamação pancreática, a necrose pancreática e as complicações extra-pancreáticas (Quadro 1).

QUADRO 1: ÍNDICE DE GRAVIDADE DA CT MODIFICADO

Prognostic indicators	Points
Pancreatic inflammation	
Normal pancreas	0
Intrinsic pancreatic abnormalities with ot without inflammatory changes in pancreatic fat	2
Pancreatic or peripancreatic fluid collection or peripancreatic fat necrosis	4
Pancreatic necrosis	
None	0
≤30%	2
≥30&	4
Extrapancreatic complications	
One or more of pleural effusion, ascites, vascular complications, parenchymal complications, or gastrointestinal tract involvement	2

Mortele al.[60] concluíram que o índice de gravidade da TC modificado se correlaciona mais estreitamente com as medidas de resultados dos doentes do que o índice de gravidade da TC atualmente aceite, com uma variabilidade interobservador semelhante.

Jáuregui-Arrieta LK et al.[61] concluíram que o CTSIM (Índice de gravidade da TC modificado) é mais útil para o rastreio de doentes com pancreatite aguda grave do que o CTSI. (Índice de gravidade da TC)

Bollen TL et al.[62] que não foram registadas diferenças significativas entre o CTSI e o MCTSI na avaliação da gravidade da PA. Em comparação com o APACHE II, ambos os índices de TC diagnosticam com maior precisão a doença clinicamente grave e correlacionam-se melhor com a necessidade de intervenção e a infeção pancreática.

Sahu B et al.[63] concluíram que tanto o CTSI como o MCTSI apresentaram uma correlação significativa com os parâmetros de resultados clínicos e uma boa concordância com a classificação de gravidade RAC (Classificação de Atlanta revista). O MCTSI mostrou uma sensibilidade mais elevada, mas uma especificidade mais baixa do que o CTSI na diferenciação entre PA ligeira e moderada/grave.

Gupta P et al.[64] concluíram que o FMCTSI (Fat-modified CT severity index) é um índice de TC melhor do que o MCTSI para prever a gravidade e os resultados clínicos da PA. Entre os vários parâmetros do FMCTSI, o TVFR (rácio entre a gordura total e visceral)-MCTSI (índice de gravidade da TC modificado) é o que apresenta melhor desempenho.

APRESENTAÇÃO CLÍNICA

A PA é uma doença inflamatória do pâncreas que pode causar lesões locais, síndrome da resposta inflamatória sistémica e falência do órgão.[65] De acordo com a classificação revista de Atlanta, o diagnóstico preciso da PA requer pelo menos duas das três caraterísticas de diagnóstico seguintes:[58]

1. Dor abdominal consistente com PA.
2. Níveis séricos de lipase ou amilase que são pelo menos 3 vezes o limite superior do intervalo normal.
3. Achados de PA na imagiologia transversal. (tomografia computorizada - TC - ou ressonância magnética - RM).

Nos critérios de diagnóstico da pancreatite aguda estabelecidos pelo Ministério da Saúde, do Trabalho e do Bem-Estar do Japão em 2008,[66] , o diagnóstico de pancreatite aguda é efectuado se o doente apresentar pelo menos duas das três manifestações acima referidas.

Dor abdominal:

Verificou-se que mais de 90% dos indivíduos com pancreatite aguda têm dores de estômago.[67,68] Há ocasiões em que a pancreatite aguda não é acompanhada de desconforto abdominal, mas isso é bastante raro.[69] O risco de pancreatite aguda em todos os doentes com dor abdominal é de 0,9% (n = 1000).[70] Para além da dor abdominal, os sintomas e indicadores comuns incluem dor que se estende às costas, anorexia, febre, náuseas e vómitos e diminuição do trânsito intestinal.

Lipase sanguínea

A sensibilidade e a especificidade da lipase sanguínea no diagnóstico da pancreatite aguda foram registadas como sendo de 85-100 e 84,7-99,0%, respetivamente,[71] sendo a lipase sanguínea mais sensível do que a amilase sanguínea. [72,73] As anomalias da lipase sanguínea são mais prolongadas do que as anomalias da amilase sanguínea,[74] pelo que a lipase sanguínea é benéfica no diagnóstico da pancreatite aguda quando os níveis de amilase sanguínea são normais.

Amilase sanguínea (amilase sanguínea total)

Devido a diferenças nos fundamentos de diagnóstico da pancreatite aguda e no nível de corte escolhido, a sensibilidade e a especificidade da amilase sanguínea num diagnóstico de pancreatite aguda não são consistentes. Quando se utiliza como ponto de corte o intervalo superior dos níveis normais de amilase no sangue, a sensibilidade e a especificidade são de 91,7-100 e 71,6-97,6%, respetivamente. Quando o nível de corte é aumentado, a especificidade melhora, mas a sensibilidade diminui. Demonstrou-se que, com o nível de corte de 1000 UI/L, a especificidade aumenta para 100%, enquanto a sensibilidade diminui para 60,9%. [75,76]

Limitações da amilase sanguínea:

- Os níveis de amilase no sangue não aumentam em muitos casos de pancreatite aguda induzida pelo álcool, especialmente quando a pancreatite crónica está presente no fundo.[77]
- Em comparação com outras enzimas pancreáticas, os níveis de amilase no sangue diminuem logo após o início da doença e os níveis elevados anormais duram apenas um curto período de tempo.
- Os níveis de amilase no sangue raramente aumentam no caso de pancreatite aguda causada por hiperlipidemia.[78]
- Um nível elevado anormal é frequentemente detectado noutras doenças que não as pancreáticas e a amilase sanguínea tem pouca especificidade para o diagnóstico.[79]

Se a dor abdominal sugerir fortemente que a PA está presente, mas a atividade sérica da amilase e/ou da lipase for inferior a três vezes o limite superior do normal, como pode ser o caso de uma apresentação tardia, será necessária uma imagiologia para confirmar o diagnóstico.[67] Se o diagnóstico de PA for estabelecido pela dor abdominal e pelo aumento da atividade sérica das enzimas pancreáticas, a TC não é normalmente necessária para o diagnóstico na sala de emergência ou na admissão no hospital. Considera-se que o início da pancreatite coincide com o 1st dia de dor, e não com o dia em que o doente se apresenta para receber cuidados ou com o dia de admissão hospitalar.

PAPEL DA IMAGIOLOGIA NA PANCREATITE AGUDA:

RADIOGRAFIA NA PANCREATITE AGUDA :

É um teste crucial em doentes com pancreatite aguda para o diagnóstico diferencial com outras doenças, como a perfuração do trato alimentar, bem como para avaliar a evolução clínica.

As conclusões incluem:

- Imagens de ileus, sinais de corte do cólon, imagens de sinais de alças sentinelas localizadas no abdómen superior esquerdo, imagens de alças duodenais dilatadas e coleção de gás e imagens de coleção de gás retroperitoneal.
- Também detecta imagens que sugerem a presença de condições como recolha de derrame pleural, síndrome de dificuldade respiratória aguda (SDRA) e pneumonia. [80,81,82]

ULTRA-SONOGRAFIA NA PANCREATITE AGUDA:

A ecografia permite a visualização de achados associados à pancreatite aguda, tais como

- Aumento do pâncreas,
- Alterações inflamatórias à volta do pâncreas e ascite,

De acordo com os relatórios, a taxa de visualização do pâncreas por US é de 62-90%, e a taxa de visualização de alterações inflamatórias à volta do pâncreas é de 62-90% para a cavidade parafrénica anterior, 90% para o momento menor e 65% para o mesentério.[83,84] Sob o efeito de quadros de retenção intra-intestinal de bolhas de gás, a visualização do pâncreas e dos tecidos para-pancreáticos pode ser deficiente em situações graves.[83,84] A US é também útil no diagnóstico de litíase biliar, que causa pancreatite aguda, e na distinção entre pancreatite aguda e outras doenças gastrointestinais.

TOMOGRAFIA COMPUTORIZADA NA PANCREATITE AGUDA

Quando o diagnóstico clínico de pancreatite aguda, os testes hematológicos, a urina e a US são inconclusivos, a TC deve ser efectuada o mais rapidamente possível.

A TC permite a observação de imagens locais objectivas do pâncreas, sem o impacto das bolhas de gás do trato alimentar e dos tecidos gordos da parede e da cavidade abdominal, o que a torna o exame imagiológico mais útil para o diagnóstico da pancreatite aguda. Pode também ser utilizado para diferenciar várias doenças intra-abdominais, como a perfuração associada à úlcera gastroduodenal.[85,86]

Os achados de TC úteis para o diagnóstico de pancreatite aguda incluem

- Aumento do pâncreas (Fig. 4a)
- Concentrações aumentadas de tecido adiposo nas cavidades para-pancreática e retroperitoneal (principalmente num espaço pararrenal anterior) e no mesocólon e mesentério
- Recolha de fluidos
- Formação de pseudocistos (Fig. 3)

- Densidade irregular do parênquima pancreático
- Necrose pancreática (Fig. 4b)
- Necrose gordurosa no espaço retroperitoneal e mesentério, hematoma, imagens de fissura pancreática associadas a traumatismo (Fig. 5). [87]
- As imagens de gás dentro e à volta do pâncreas são frequentemente causadas pela formação de fístulas entre o trato intestinal e infecções com bactérias formadoras de gás (Fig. 6). [88]

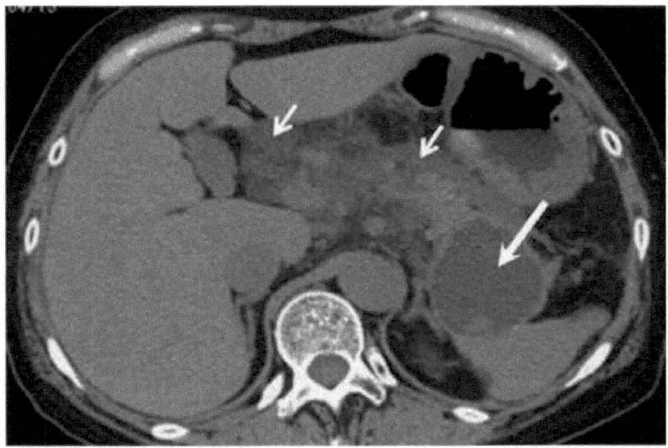

FIGURA 3: TOMOGRAFIA COMPUTADORIZADA SIMPLES: PSEUDOCISTO DO PÂNCREAS

A TAC simples mostra líquido nas cavidades para-pancreáticas (setas pequenas) e formação de pseudoquistos na cauda do pâncreas (seta grande)

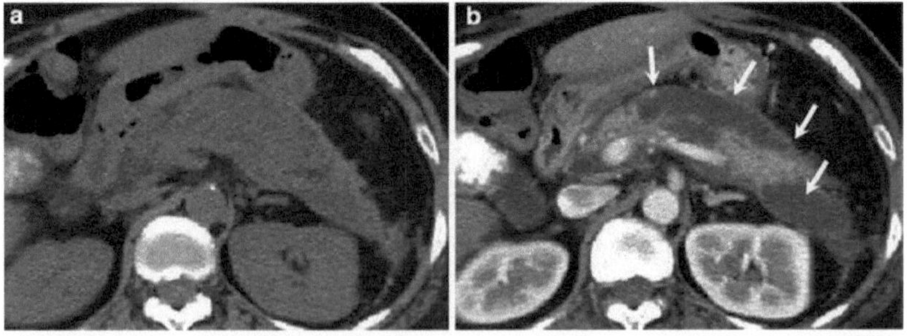

FIGURA 4: (a) TAC simples: ALARGAMENTO DO CORPO PANCRÉTICO

(b) CECT: NECROSE PANCREÁTICA

A TC simples mostra o aumento do corpo pancreático (a). A TC com contraste mostra necrose pancreática como área sem contraste (setas) (b)

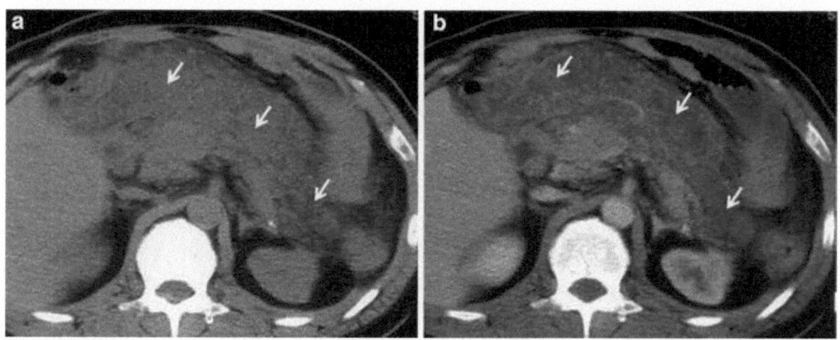

FIGURA 5: TC SIMPLES E CECT: NECROSE GORDA

A TC simples (**a**) e a TC com contraste (**b**) mostram necrose gordurosa (setas) no mesentério

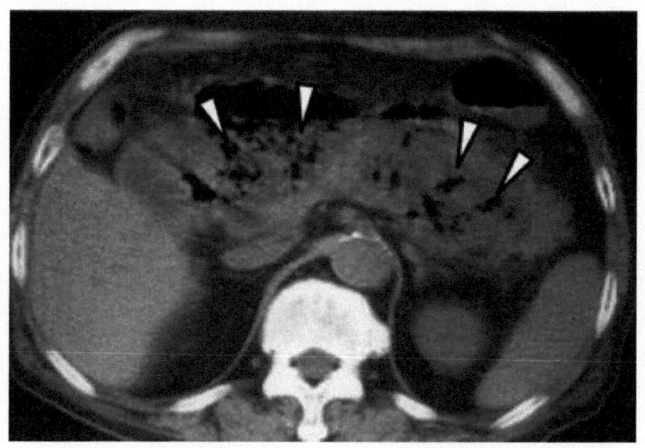

FIGURA 6: TC SIMPLES: PANCREATITE ENFISEMATOSA

A TAC simples mostra uma imagem de gás causada por uma infeção com bactérias formadoras de gás, dentro e à volta do pâncreas.

A TC também ajuda a avaliar a gravidade da pancreatite aguda, uma vez que é possível efetuar um diagnóstico importante para a decisão da política de tratamento relativamente às complicações que acompanham a pancreatite e às comorbilidades nos órgãos intra-abdominais.

RESSONÂNCIA MAGNÉTICA NA PANCREATITE AGUDA:

Quando não existe um aumento do pâncreas, a TC é difícil de diagnosticar a pancreatite edematosa, mas a RMN com contraste em T2 permite uma visibilidade clara do pâncreas de acordo com o nível de edema. Além disso, a RM tem capacidades de diagnóstico comparáveis às da TC no diagnóstico de coleção de líquido parapancreático e hipertrofia da fáscia renal anterior (Fig. 7). [89,90]

Embora a TC possa ser difícil, em alguns casos, de distinguir a necrose gorda para-pancreática da coleção de líquido, a RM permite uma clara diferenciação da necrose gorda do líquido com base na intensidade do sinal (quando comparada com o líquido, a necrose gorda apresenta sinais mais elevados nas imagens com contraste em T1 e sinais ligeiramente baixos nas imagens com contraste em T2). [89, 91]

A necrose gorda hemorrágica com um sinal elevado, particularmente em imagens com saturação de gordura em T1, é bastante fácil de diagnosticar (Fig. 8). As imagens de RM dinâmicas com Gd-DTPA podem mostrar os focos de necrose pancreática como áreas hipercromáticas.[92,93]

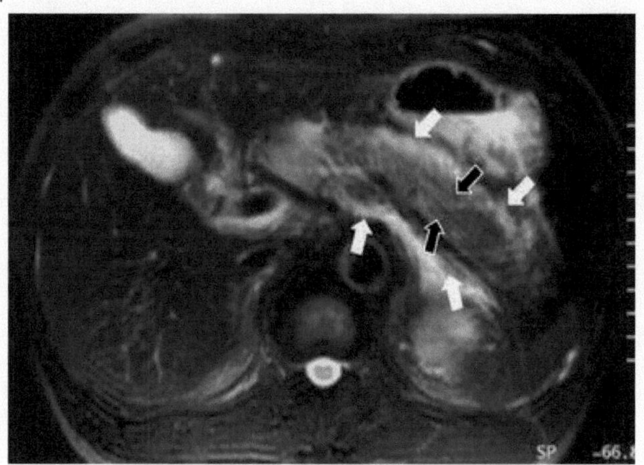

FIGURA 7: RM PONDERADA EM T2 DA COLECÇÃO DE LÍQUIDO PARIPANCREÁTICO

As imagens de RMN com contraste em T2 mostram um sinal ligeiramente elevado do parênquima pancreático (setas pretas) e um sinal elevado da coleção de líquido para-pancreático (setas brancas), na pancreatite edematosa com um ligeiro aumento do pâncreas.

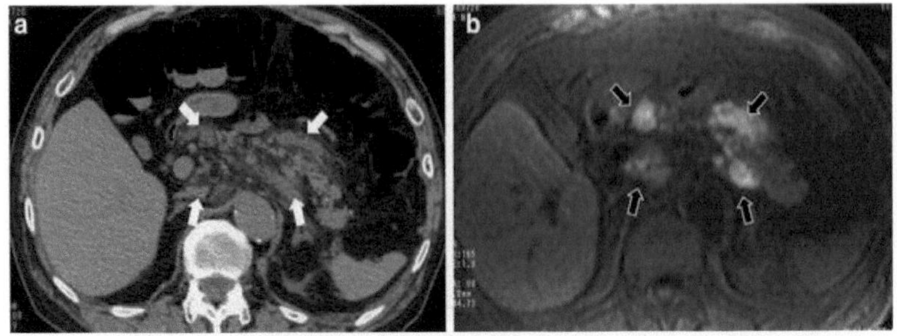

FIGURA 8: NECROSE GORDUROSA HEMORRÁGICA

TC simples (**a**) e imagens de RM com contraste em T1 (**b**). A necrose gorda paripancreática pode ser diferenciada da coleção de líquido através de imagens de RM com saturação de gordura em T1. A necrose gorda hemorrágica mostrada como uma coleção de líquido por TC simples (**a** setas brancas) apresenta um sinal elevado na imagem de saturação de gordura com T1 (**b** setas pretas)

COLANGIOPANCREATOGRAFIA **RETRÓGRADA ENDOSCÓPICA**

Foram registados eventos adversos associados à colangiopancreatografia retrógrada endoscópica (CPRE), pelo que a CPRE não é utilizada para o diagnóstico da pancreatite aguda em si.[94]

PANCREATITE AGUDA - PITIRÍASE AGUDA VERSUS PANCREATITE NECROTIZANTE

A PA pode ser subdividida em dois tipos, de acordo com as alterações patológicas:

- Pancreatite Edematosa Intersticial (PEI)

- Pancreatite necrotizante

PANCREATITE INTERSTICIAL EDEMATOSA (IEP)

É mais prevalente e representa uma inflamação pancreática não necrotizante. O pâncreas está difusamente aumentado na maioria dos casos (mais de 69%); no entanto, também pode estar localizado devido a edema inflamatório.

Diagnóstico de PEI na TC (figura 9)

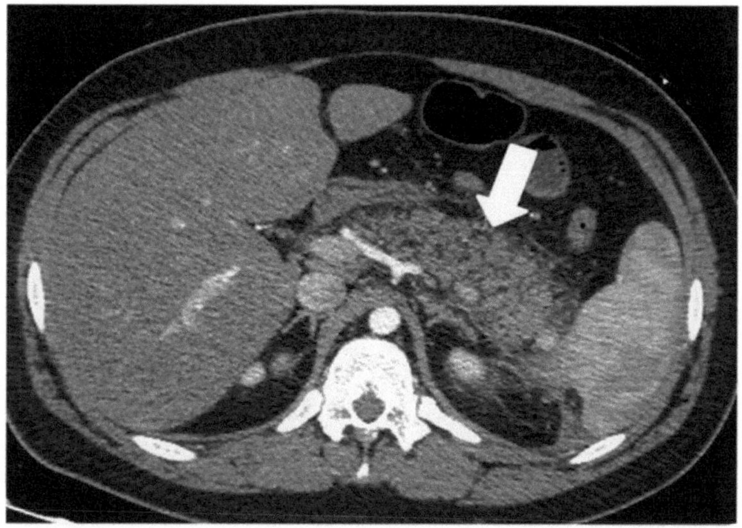

O parênquima pancreático é razoavelmente uniforme na Tomografia Computorizada com contraste (CECT), mas não existem regiões sem contraste (necróticas). A gordura peripancreática apresenta normalmente algumas alterações inflamatórias, tais como turvação ou moderada formação de cordões, e pode existir algum líquido peripancreático; os sintomas clínicos recuperam normalmente na primeira semana.

FIGURA 9: PANCREATITE EDEMATOSA INTERSTICIAL EM TC SIMPLES

Pancreatite aguda intersticial num homem de 36 anos, após abuso de álcool: A TAC revelou um aumento difuso modesto de toda a glândula pancreática com contornos mal definidos (seta); o realce do parênquima pancreático é normal e não estão presentes focos de necrose glandular.

PANCREATITE NECROTIZANTE

A pancreatite necrosante desenvolve-se em 5-10% das pessoas com pancreatite aguda. A necrose pode afetar o parênquima pancreático, bem como os tecidos peripancreáticos. Com base na localização anatómica do envolvimento necrótico, a pancreatite necrosante é classificada em três subtipos:

- Pancreático apenas
- Apenas peripancreático
- Combinado pancreático e peripancreático.[95]

Diagnóstico de pancreatite necrosante em TC: (FIGURA 10)

A pancreatite necrosante apresenta-se mais frequentemente como necrose envolvendo tanto o pâncreas como os tecidos peripancreáticos em 75% dos casos, 20% como necrose apenas do tecido peripancreático e 5% como necrose apenas do parênquima pancreático.[58]

O subtipo misto apresenta parênquima pancreático sem realce, bem como colecções peripancreáticas heterogéneas sem realce, que se acumulam no saco menor e na região pararrenal anterior.

A necrose peripancreática ocorre isoladamente em 20% dos casos, com realce pancreático normal, enquanto a necrose e as colecções estão presentes nos tecidos peripancreáticos. A necrose pancreática é o subtipo menos prevalente, representando 5% dos casos.[95]

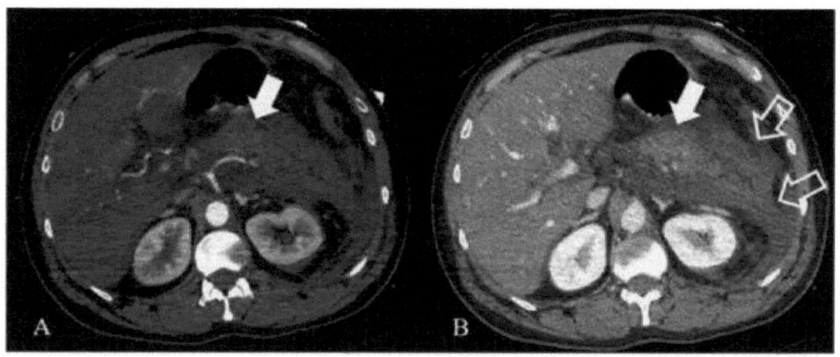

FIGURA 10: PANCREATITE NECROSANTE EM TOMOGRAFIA COMPUTADORIZADA DURANTE AS FASES ARTERIAL E PORTAL

Pancreatite necrotizante num homem de 43 anos de idade, com dor abdominal aguda e sépsis. A TC do pâncreas durante as fases arterial (a) e portal (b) indica um pâncreas aumentado de tamanho, com contornos mal definidos e realce diminuído do parênquima pancreático (setas), rodeado por uma coleção heterogénea de líquido (setas vazias em b).

PAPEL DA TOMOGRAFIA COMPUTADORIZADA SEM CONTRASTE NA PANCREATITE:

As imagens sem contraste podem ajudar a representar o líquido intra-abdominal livre, a distinguir a hemorragia ativa dos clips metálicos e a determinar a calcificação.

PAPEL DA TOMOGRAFIA COMPUTADORIZADA COM CONTRASTE NA PANCREATITE NECROSANTE:

Dado que o comprometimento da perfusão pancreática e os sinais de necrose peripancreática evoluem ao longo de 7 dias, uma TC CE precoce pode subestimar a extensão da necrose pancreática e peripancreática; por conseguinte, não deve ser efectuado um exame de TC antes de 72 horas a partir do início dos sintomas para avaliar a gravidade da doença.[58,96]

O padrão de perfusão do parênquima pancreático observado na CECT pode ser irregular nas fases iniciais da doença, com atenuação variável antes de a área de fraco realce se tornar mais definida e/ou confluente. A repetição da CECT 5-6 dias depois é mais precisa nestes casos para o diagnóstico de pancreatite necrosante.[58]

A fase arterial na parte superior do abdómen é realizada 35-40 segundos após o início do contraste intravenoso ou 15-20 segundos após o pico de realce, seguida da chamada fase pancreática com realce máximo do parênquima pancreático e da fase venosa portal a partir da parte superior do diafragma, que inclui todo o abdómen. O contraste intravenoso iodado é necessário para avaliar a necrose pancreática e as consequências vasculares, como o pseudoaneurisma ou a trombose esplénica.

A fase arterial na parte superior do abdómen é realizada 35-40 segundos após o início do contraste intravenoso ou 15-20 segundos após o pico de realce, seguida da chamada fase pancreática com realce máximo do parênquima pancreático e da fase venosa portal a partir da parte superior do diafragma, que inclui todo o abdómen. O contraste intravenoso iodado é necessário para avaliar a necrose pancreática e as consequências vasculares, como o pseudoaneurisma ou a trombose esplénica.

ACHADOS INTRAPANCREÁTICOS E EXTRAPANCREÁTICOS DA PANCREATITE AGUDA NA TC:

COLECÇÕES PANCREÁTICAS E PERIPANCREÁTICAS:

A classificação actualizada de Atlanta identifica vários tipos de colecções com base no facto de serem puramente fluidas ou conterem material necrótico para além de fluido, bem como no tempo de evolução (quatro semanas ou mais desde o início dos sintomas).

As colecções fluidas agudas peripancreáticas (APFC s) podem surgir em doentes com PEI nas primeiras 4 semanas, sendo colecções fluidas na região peripancreática sem paredes bem definidas e sem componentes sólidos internos. A maioria das APFCs são estéreis e normalmente resolvem-se espontaneamente; em CECT, aparecem como colecções homogéneas com pouca atenuação, frequentemente encontradas no saco menor e na região pararenal anterior. [58]

PSEUDOCISTA:

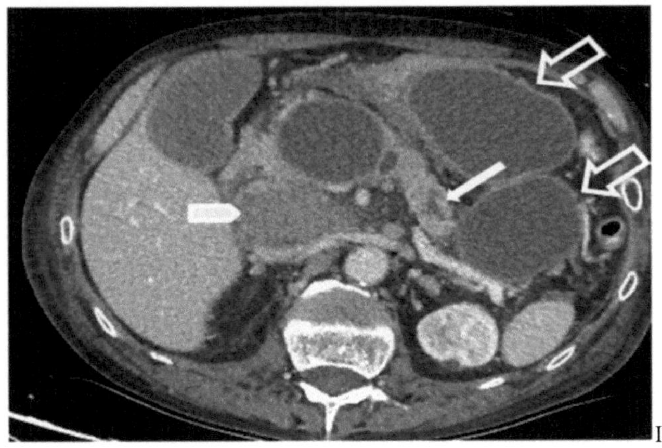

Se uma APFC não desaparecer após 4 semanas, torna-se mais organizada e desenvolve uma cápsula, que se apresenta como uma parede com realce na CECT e contém apenas líquido, sem necrose. A coleção é agora referida como um pseudocisto, que é uma acumulação de fluido peripancreático bem circunscrito, rodeado por uma cápsula de realce bem definida (tecido fibroso ou de granulação) (Fig. 11). Normalmente curam-se por si só, mas 50% dos pseudoquistos persistentes podem causar sintomas clínicos ou consequências, tais como infeção secundária, desconforto, hemorragia por erosão em veias próximas, descompressão ou rutura, ou efeito de massa local. [58,95]

FIGURA 11: PSEUDOCISTO EM CECT

Um homem de 56 anos com antecedentes de alcoolismo foi admitido no hospital com pancreatite necrotizante. Após 4 semanas, uma TAC com contraste revela uma coleção hiperdensa no retroperitoneu, atrás da cabeça do pâncreas e no duodeno (cabeça de seta), indicando uma hemorragia anterior. Não havia sintomas de hemorragia atual. Outros pseudocistos são encontrados na gordura peri-pancreática (setas vazias) entre o corpo e a cauda. O ducto de Wirsung também foi dilatado (seta fina).

PANCREATITE NECROTIZANTE:

As colecções necróticas agudas (ACNs) são colecções necróticas mal organizadas que aparecem nas primeiras 4 semanas de pancreatite necrosante. As colecções necróticas agudas em CECT são heterogéneas e não têm uma parede discernível a circundar a coleção; no entanto, mesmo que a coleção seja homogénea, é considerada ANC quando acompanhada de necrose parenquimatosa pancreática conhecida. A presença de atenuação de gordura dentro de uma coleção pancreática na TC sem contraste pode ajudar a diagnosticar a necrose e a diferenciar entre ANCs e APFCs. [58,95]

Os NCA desenvolvem WON (walled off necrosis) após 4 semanas de pancreatite necrosante. Assemelha-se a um pseudocisto, mas a presença de componentes sólidos interiores na CECT distingue-o. (Fig. 12)

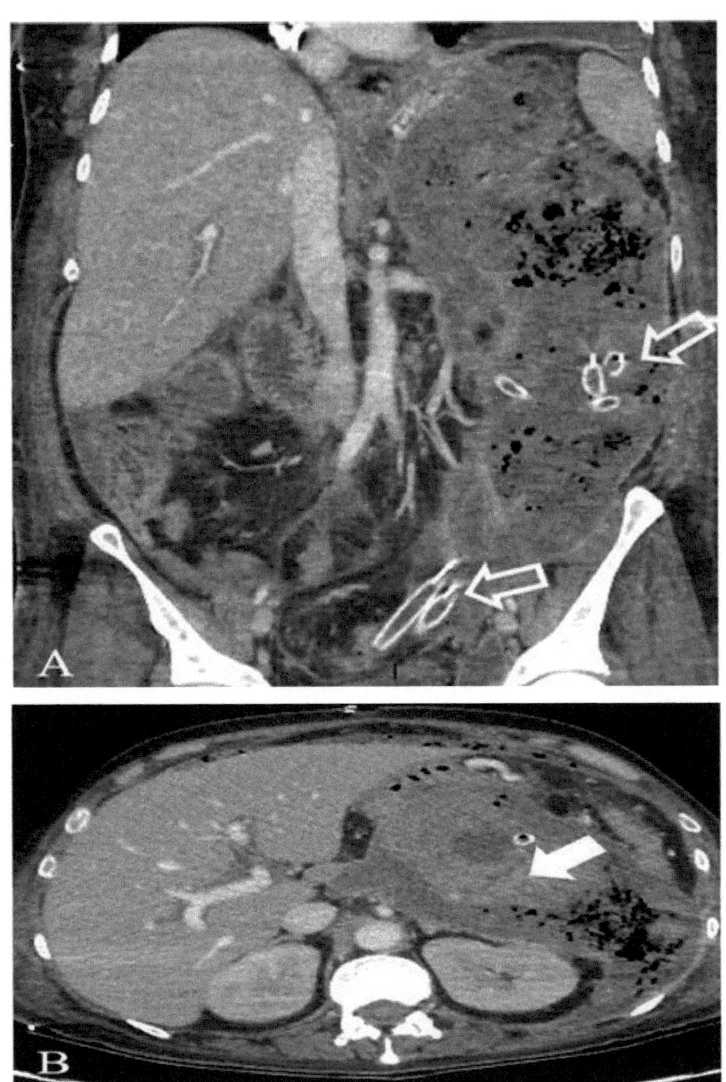

FIGURA 12: IMAGEM POR TOMOGRAFIA COMPUTADORIZADA DE PANCREATITES NECROSADAS NA FASE PORTAL

Caso de pancreatite necrosante de um homem de 48 anos: TC na fase portal, indica uma coleção peri-pancreática com ar e tubos de drenagem (setas vazias). A extensão da coleção é mostrada na imagem MPR coronal (a). O exame axial (b) revela alterações difusas no CE do parênquima devido a necrose (seta).

Tratamento da pancreatite necrotizante:

Os doentes com pancreatite necrotizante requerem uma abordagem de gestão multidisciplinar individualizada para reduzir a mortalidade e prevenir as complicações associadas.

O tratamento atualmente aceite é a abordagem "step-up" que visa utilizar primeiro a técnica menos invasiva, com escalonamento progressivo em caso de insucesso do tratamento.

O tratamento atual baseado em evidências inclui um passo inicial de drenagem (cateter percutâneo ou endoscopia transluminal) e depois uma reavaliação frequente do sucesso clínico desta abordagem.

Atualmente, o desbridamento cirúrgico ou transluminal endoscópico só é necessário na ausência de resolução clínica e é adiado até que a necrose se torne WON.[99]

COMPLICAÇÕES DA PANCREATITE AGUDA:

- Infeção
- Complicações vasculares - trombose da veia esplénica e da veia porta
- Perturbação do ducto pancreático principal (MPD)
- Outras complicações

INFECÇÃO

Qualquer coleção pode ser estéril ou infetada, embora a infeção ocorra mais frequentemente em coleções necróticas. A infeção deve ser suspeitada clinicamente, uma vez que o único achado imagiológico de uma coleção infetada é a presença de gás no interior da coleção. O realce da parede não é um indicador fiável de infeção, uma vez que está invariavelmente presente em colecções maduras (pseudocistos e WONs). O gás aparece frequentemente como múltiplas pequenas bolhas espalhadas pela coleção devido à natureza complexa das colecções necróticas.[58]

As colecções infectadas podem também manifestar-se com bolhas de gás devido a uma fístula pancreático-entérica, que pode ocasionalmente ser observada quando as colecções necróticas sofrem erosão através da parede intestinal, mais frequentemente no cólon e no duodeno.[97]

COMPLICAÇÕES VASCULARES

A trombose da veia esplénica representa a complicação vascular mais comum em doentes com PA. A libertação de enzimas pancreáticas na PA resulta na erosão da vasculatura local que pode levar à malformação de pseudo-aneurismas, bem como a hemorragia espontânea; a fonte mais comum de hemorragia é a artéria esplénica, a veia porta e outros vasos peripancreáticos.[98]

RUPTURA DO DUCTO PANCREÁTICO PRINCIPAL (DPG)

A necrose do pâncreas central resulta na rutura do ducto pancreático principal em 40% dos casos, o que pode ser confirmado com a RMN pancreática e a CPRM (Colangiopancreatografia por Ressonância Magnética).

OUTRAS COMPLICAÇÕES

Estenoses do ducto pancreático, que podem desenvolver-se secundariamente à inflamação ou à cicatrização após uma drenagem bem sucedida de colecções necróticas.[98]

PANCREATITE CRÓNICA

A incidência da pancreatite crónica é menos frequente do que a da pancreatite aguda. Trata-se de um processo inflamatório crónico do pâncreas, que resulta numa disfunção exócrina irreversível e em alterações morfológicas irreversíveis do pâncreas e do ducto pancreático. Caracteriza-se por uma lesão progressiva e implacável e pela perda de tecido parenquimatoso pancreático. A pancreatite crónica tem várias causas. A causa mais comum é o alcoolismo crónico durante 6-12 anos. [100]

AVALIAÇÃO DA GRAVIDADE DA PANCREATITE AGUDA

A necrose pancreática foi verificada pelo baixo realce (<30 unidades Hounsfield) do tecido pancreático após a injeção do meio de contraste na TC ou na operação ou autópsia. A gravidade da PA foi classificada de acordo com a classificação do Simpósio de Atlanta de 1992. Na classificação de Atlanta, a PA ligeira está associada a uma disfunção orgânica mínima e a uma recuperação sem intercorrências, enquanto é classificada como grave se estiverem presentes complicações sistémicas e/ou locais.[101]

SISTEMAS DE PONTUAÇÃO

- Nos doentes com PA, foram registados dados laboratoriais e fisiológicos adequados nos dias um e dois para permitir o cálculo do APACHE II (Quadro 2) [102]
- Foram recolhidos dados na admissão e nas primeiras 48 horas para calcular os critérios de Ranson (Quadro 2) [103]
- A pontuação MODS permite avaliar a intensidade da disfunção de seis sistemas de órgãos: o sistema respiratório (relação PO2/FIO2), o sistema renal (concentração sérica de creatinina), o sistema hepático (concentração sérica de bilirrubina), o sistema cardiovascular (frequência cardíaca ajustada à pressão), o sistema hematológico (contagem de plaquetas) e o sistema nervoso central (Escala de Coma de Glasgow) [104]

TABELA 2: PONTUAÇÃO DE DISFUNÇÃO DE MÚLTIPLOS ÓRGÃOS (MODS)

	SCORE				
Organ system	0	1	2	3	4
Respiratory					
PaO2/FiO2, mmHg	>300	226-300	151-225	76-150	≤75
(kPa)	(>40)	(30.1-40)	(20.1-30)	(10.1-20)	(≤10)
Renal					
Serum creatinine, µmol/l	≤100	101-200	201-350	351-500	>500
Hepatic					
Serum bilirubin, µmol/l	≤20	21-60	61-120	121-240	>240
Cardiovascular					
PAR, l/min	≤10	10.1-15	15.1-20	20.1-30	>30
Hematological					
Platelet count, x 10^9/l	>120	81-120	51-80	21-50	≤20
Neurological					
Glasgow Coma Scale score	15	13-14	10-12	7-9	<6

PaO2, partial oxygen pressure in arterial blood; FiO2, fraction of inspired oxygen;
PAR, pressure adjusted heart rate = heart rate multiplied by the ratio of central venous pressure
To the mean arterial blood pressure

ESTUDOS ANTERIORES:

Agarwal et al.[71] observaram no seu estudo "Evaluating Tests for Acute Pancreatitis" que os níveis de enzimas pancreáticas não correspondem à gravidade da doença e não podem prever corretamente a evolução clínica subsequente dos doentes. Embora a ultrassonografia ainda seja usada principalmente para avaliar o sistema biliar na PA, a tomografia computadorizada com contraste (CECT) pode ser usada para estimar a existência e a quantidade de necrose pancreática. Como resultado, os doentes com elevado risco de problemas sistémicos e locais podem ser rapidamente identificados.

Num estudo efectuado por Chishty et al.[105] sobre "Role of computed tomography in acute pancreatitis and its complications among age groups" (Papel da tomografia computorizada na pancreatite aguda e suas complicações em diferentes grupos etários), foi referido que, entre 17 doentes com pancreatite ligeira, 5 tinham necrose envolvendo um terço do pâncreas, entre 13 doentes com pancreatite grave, 8 tinham necrose envolvendo mais de metade do pâncreas e 5 tinham necrose envolvendo metade do pâncreas. Trinta doentes tiveram complicações, 8 tinham STC ligeira, 9 tinham STC moderada e 13 doentes tinham STC grave. Concluiu-se que a relação entre a CTSI e a gravidade da lesão pancreática e a incidência de complicações era significativa.

Num estudo de Casas et al.[106] sobre "Prognostic Value of CT in the Early Assessment of Patients with Acute Pancreatitis" todas as complicações (n = 15) e mortes (n = 4) ocorreram em doentes com um grau de doença grave na TC; as diferenças foram significativas (p 0,001 e p 0,03, respetivamente) quando comparadas com um grau ligeiro. O grau de CT teve 100% de sensibilidade e especificidade para prever a morbilidade e 100% e 56,9% para prever a mortalidade, respetivamente. Os 13 pacientes com necrose estavam todos no grupo grave (p 0,001). A sensibilidade e a especificidade da deteção precoce da necrose por TC foram de 53,3% e 90,2%, respetivamente, para prever a morbilidade e 75% e 83,8% para a mortalidade.

Num estudo realizado por Lohse et al.[107] , 145 indivíduos (83%) realizaram tomografia computorizada do abdómen durante o internamento hospitalar. 57 (39%) destes 145 indivíduos tinham evidência imagiológica de PA. 107 pacientes realizaram ultrassonografia (US) abdominal durante a sua estadia no hospital. Em 84 indivíduos que realizaram tanto a TC como a US, 31 (37%) foram identificados com cálculos biliares pela US contra 19 (23%) pela TC. A dilatação/obstrução biliar foi diagnosticada em 5 (6%) doentes por US versus 4 (5%) por TC. Em 21 (14,5%) doentes, a TC resultou num diagnóstico correto ou numa mudança de tratamento.

Num estudo de Balthazar et al.[108] sobre "Pancreatite aguda: valor prognóstico da TC", o tempo de hospitalização correlacionou-se bem com a gravidade dos achados iniciais da TC. Os abcessos ocorreram em 21,6% de todo o grupo, em comparação com 60,0% dos pacientes de grau E. Os derrames pleurais também foram mais comuns nos doentes de grau E.

Num estudo de Balthazar et al.[109] sobre "Acute Pancreatitis: Assessment of Severity with Clinical and CT Evaluation", para além do diagnóstico de PA por TC, a tomografia computorizada com contraste é utilizada para avaliar a morfologia pancreática local e a presença e extensão da necrose pancreática.

MATERIAIS E MÉTODOS

MATERIAIS E MÉTODOS

Este estudo foi um estudo prospetivo realizado no departamento de Radiodiagnóstico do RajaRajeswari Medical College Hospital Bengaluru em 50 doentes ao longo de um período de 1,5 anos (agosto de 2022 a fevereiro de 2024) após obtenção de autorização do Comité de Ética Institucional. Foi obtido o consentimento informado por escrito dos doentes antes de serem submetidos a exames de USG e TC.

METODOLOGIA

A. POPULAÇÃO DO ESTUDO:

Este estudo transversal foi efectuado em doentes que foram encaminhados para o Departamento de Radiologia, RRMCH, Bengaluru com abdómen agudo, apoiando a pancreatite aguda para CECT e que foram avaliados primeiro com ultrassonografia no nosso período de estudo.

B. PERÍODO DE ESTUDO:

De agosto de 2022 a fevereiro de 2024.

C. MÉTODOS DE AMOSTRAGEM:

Seleção aleatória simples de acordo com os critérios de inclusão e exclusão.

D. CRITÉRIOS DE INCLUSÃO:

Os pacientes de todas as faixas etárias foram encaminhados para a ecografia do abdómen em que

A patologia pancreática foi detectada no protocolo de rotina.

E. CRITÉRIOS DE EXCLUSÃO:

- Pacientes grávidas ou à espera de uma gravidez.
- Pacientes que não quiseram participar no estudo.
- Outros critérios de exclusão para a TC, incluindo
  - ✓ História prévia de reação de hipersensibilidade.
  - ✓ Asma brônquica.
  - ✓ As funções renais afectadas devem ser submetidas a um exame contrastado.

F. FONTE DE DADOS:

POPULAÇÃO DO ESTUDO:

Este estudo transversal foi efectuado em doentes que foram encaminhados para o Departamento de Radiologia, RRMCH, Bengaluru, com abdómen agudo, apoiando a pancreatite aguda, para realização de CECT/USG. Os casos foram selecionados com base nos critérios de inclusão e exclusão admitidos no RRMCH de Bengaluru.

G. LOCAL DE ESTUDO:

Faculdade de Medicina e Hospital RajaRajeswari

H. EQUIPAMENTOS:

- **USG- SAMSUNG RS80**

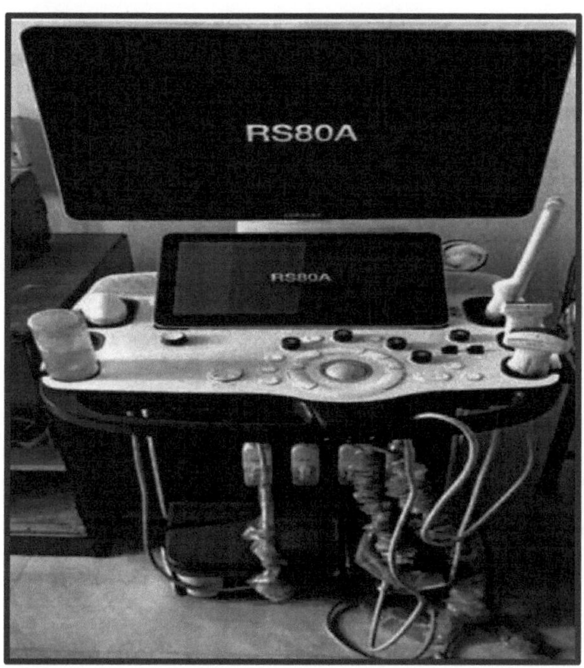

➢ 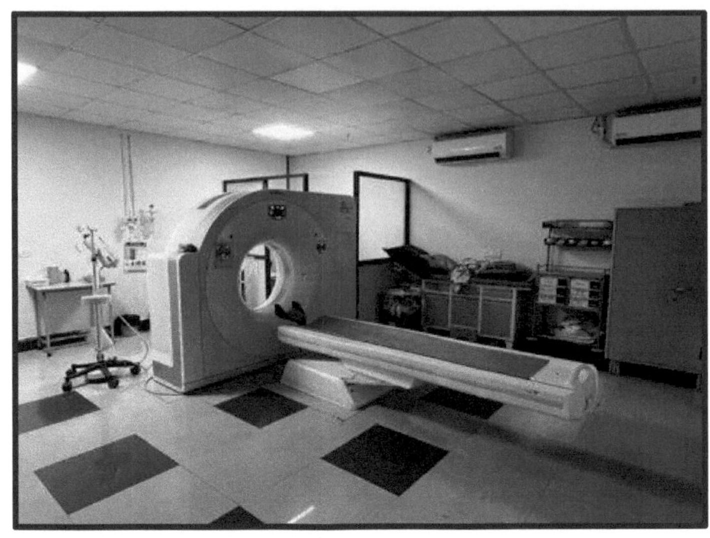

CT- SIEMENS SOMATOM PERSPECTIVE 128- SLICE

Método de recolha de dados e análise estatística

Foram incluídos no estudo os doentes admitidos no RajaRajeswari Medical College and Hospital com uma impressão clínica de pancreatite aguda e que foram submetidos a ultra-sons e a TCMD com contraste no abdómen e na pélvis durante o período de estudo.

Técnica:

Este estudo foi efectuado no Departamento de Radiodiagnóstico do RajaRajeswari Medical College and Hospital. Todos os pacientes foram encaminhados para o departamento de radiologia com abdómen agudo, apoiando a pancreatite aguda para CECT/USG, tendo sido submetidos a avaliação ultra-sonográfica no mesmo dia por um único radiologista, utilizando um sistema Samsung RS80 com uma sonda multifrequencial de 3,5 a 5 MHz.

Após a USG, os doentes foram submetidos a exame de TC. Todos os exames foram efectuados com um TCMD Siemens Somatom Perspective de 128 cortes, com 120 KVp e 300 mAs e uma espessura de corte de 5 mm. Os exames iniciais de TCMD sem contraste foram seguidos de exames de TCMD do abdómen e da pélvis com contraste de fase arterial e venoso. Foi utilizado o método de rastreio de bolus para o exame pós-contraste, com o rastreador colocado na aorta descendente ao nível da cúpula do diafragma. Foram injectados 70-80 ml de contraste iodado não iónico (IOHEXOL) a 300 mg/ml utilizando um injetor de pressão a uma velocidade de 3-4 ml/seg. O limiar foi fixado em 100 unidades Hounsfield e foi dado um atraso de 5 segundos (cerca de 30 segundos a partir do momento da injeção do contraste) após a obtenção do limiar para a fase arterial.

A fase venosa foi adquirida após um atraso de 60 segundos a partir do momento da injeção do contraste. O exame foi efectuado na direção crânio-caudal no exame sem contraste, desde o nível do diafragma até ao nível da sínfise púbica. A varredura foi feita na direção crânio-caudal nas fases arterial e venosa, do nível do diafragma até a bifurcação aórtica na fase arterial e do nível do diafragma até o nível da sínfise púbica na fase venosa. As imagens foram reconstruídas com espessura de corte de 1,25 mm e reformatadas nos planos sagital e coronal para análise.

Análise dos dados:

Os dados recolhidos foram compilados numa folha do Microsoft Excel e analisados utilizando o software SPSS versão 26. Os dados descritivos foram expressos em frequência, percentagens, média e desvio padrão. A associação entre duas variáveis qualitativas foi feita utilizando o teste do qui-quadrado e o teste exato de Fisher. $P<0,05$ foi considerado significativo.

ESTIMATIVA DA DIMENSÃO DA AMOSTRA

Dimensão da amostra e base para a mesma

De acordo com a equação de Yamane[110] , a dimensão da amostra (n)=N/(1+NE2)

Dimensão da amostra (n)=50

E=margem de erro (para um nível de confiança de 90%, erro de margem=0,05)

N=3 x 18=54 (população conhecida)

Por conseguinte, n=54/ (1+54 x 0,052)

n=47-50

daí o tamanho da minha amostra = 50

CASOS

CASOS

Caso 1:

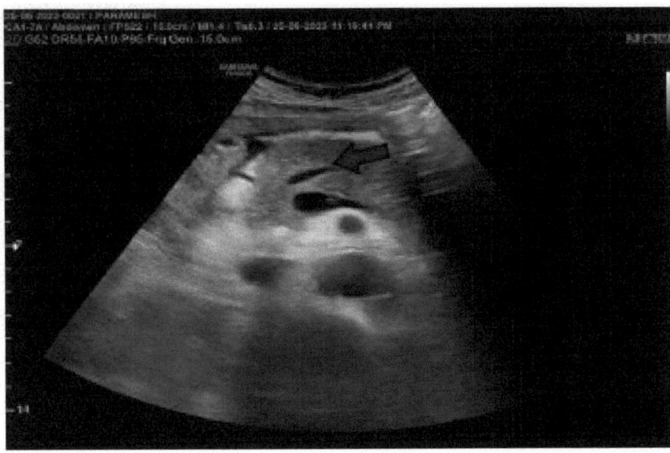

USG de um homem de 50 anos de idade mostrando pâncreas volumoso com alterações inflamatórias peripancreáticas

Caso 2:

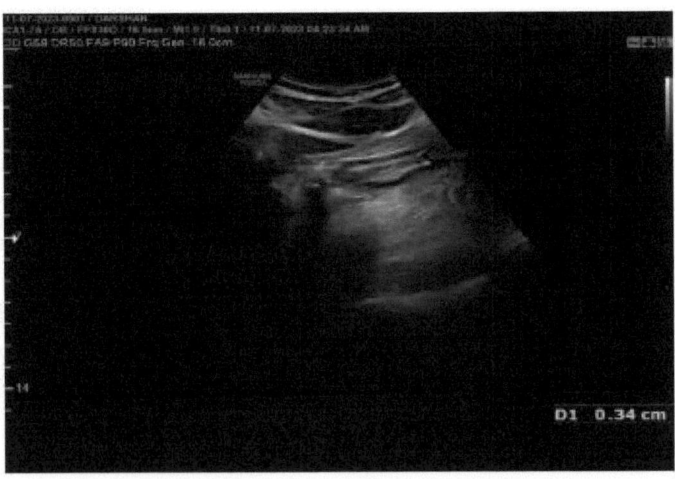

Homem de 27 anos com MPD dilatado na USG.

Caso 3:

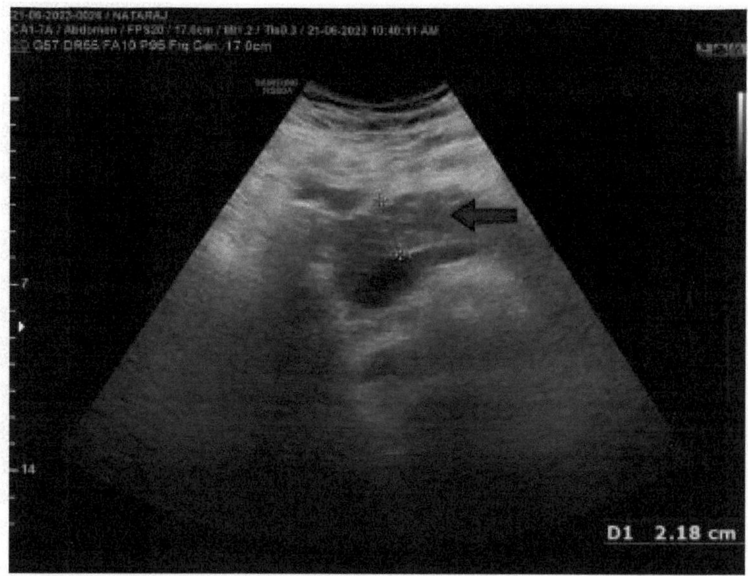

Mulher de 60 anos com pâncreas heterogéneo na USG.

Caso 4:

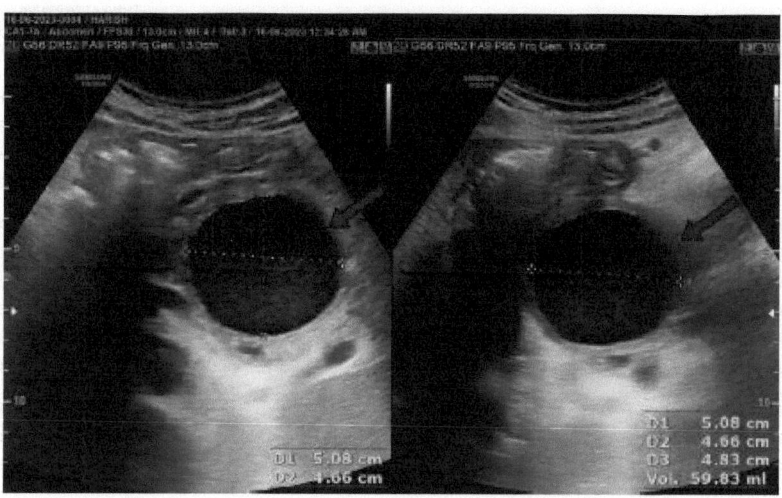

Homem de 27 anos com pseudocisto intrapancreático no corpo e cauda na USG.

Caso 5:

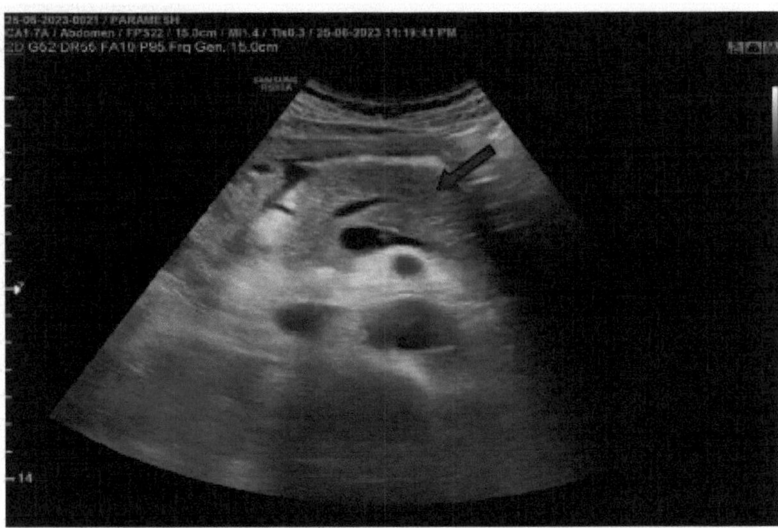

USG de um homem de 44 anos de idade mostrando um pâncreas volumoso e hipoecóico com alterações inflamatórias peripancreáticas.

Caso 6:

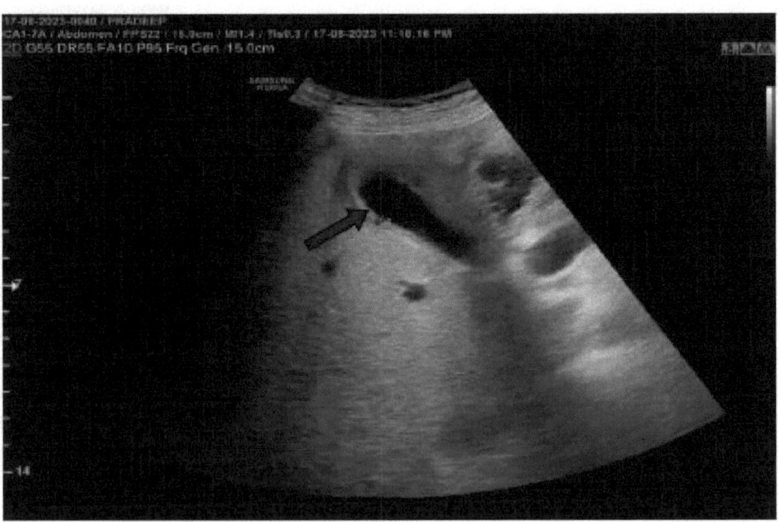

Homem de 48 anos com parede GB edematosa na USG.

Caso 7:

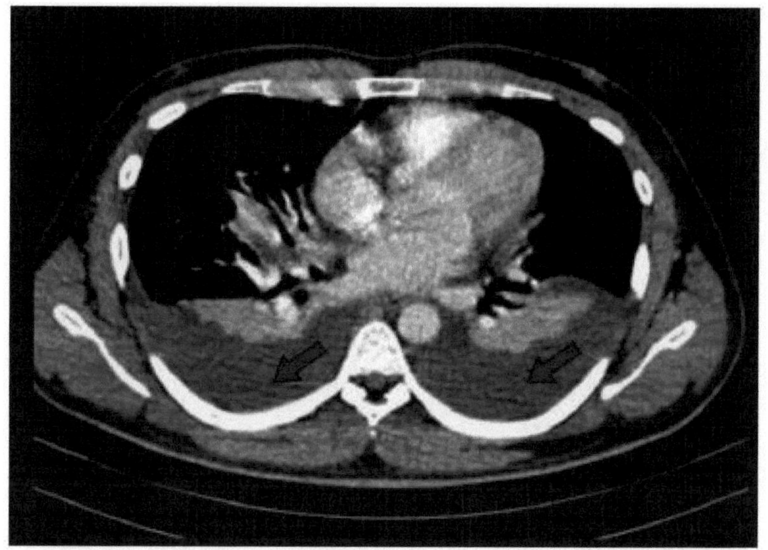

Um homem de 55 anos de idade com derrame pleural B/L na TC.

Caso 8:

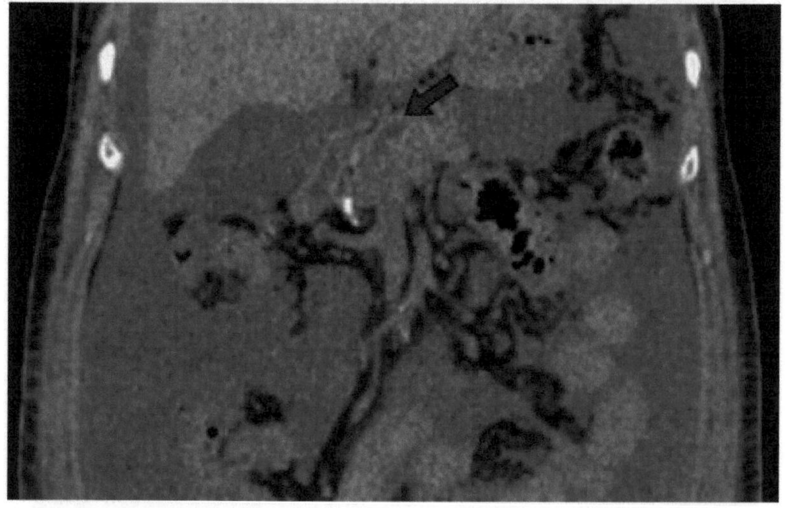

Um homem de 53 anos de idade que apresenta um MPD dilatado na TC que não foi detectado na USG.

Caso 9:

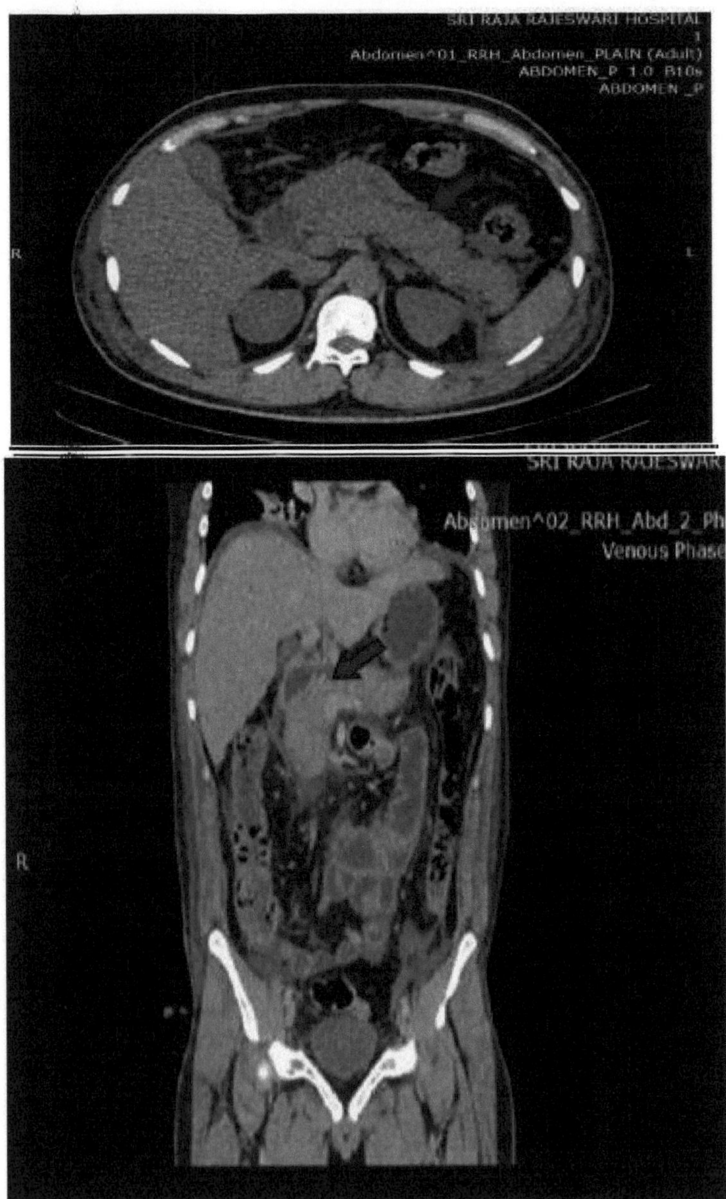

Mulher de 49 anos com pâncreas volumoso e gordura peripancreática na TC, que não foi detectada na USG.

Caso 10:

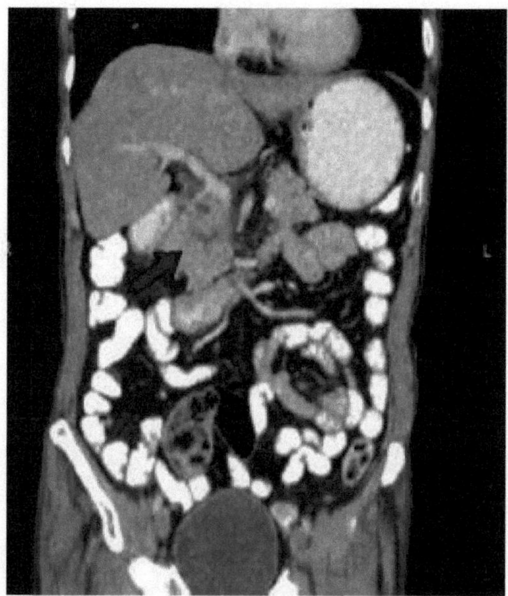

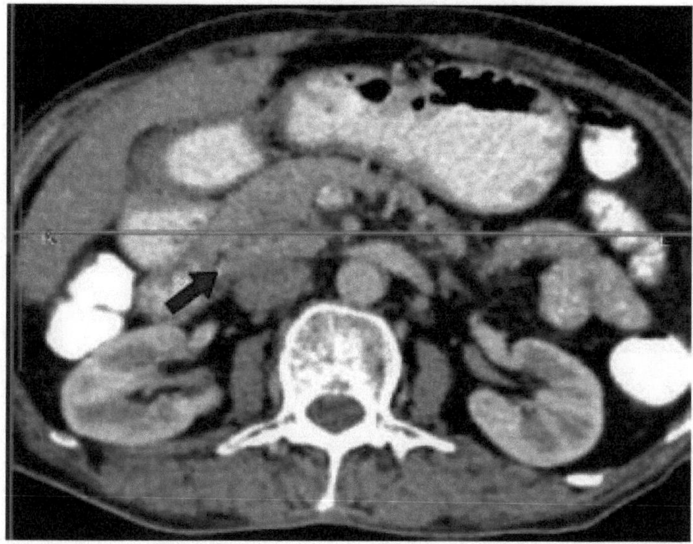

Um homem de 37 anos com cabeça volumosa e processo uncinado do pâncreas na TC.

Caso 11:

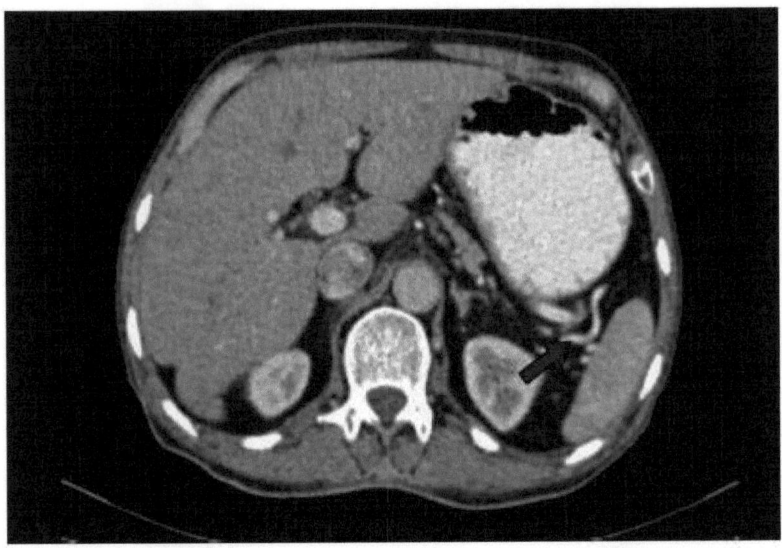

Um homem de 45 anos que apresenta colaterais da veia esplénica na TC, que é uma complicação da pancreatite aguda e que não foi diagnosticada na USG.

Caso 12:

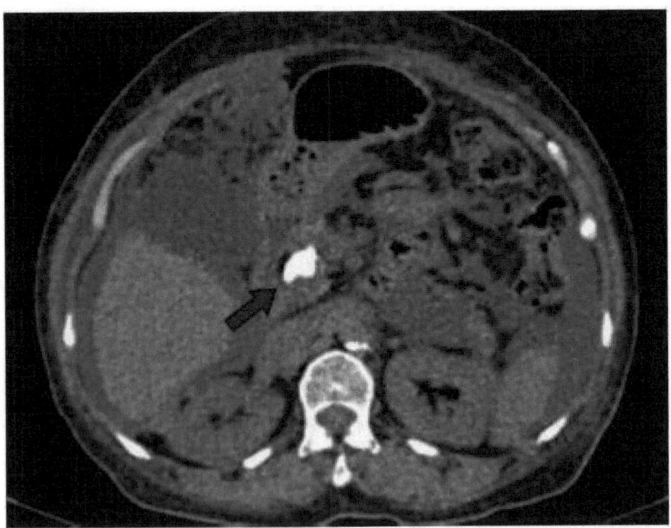

Um homem de 46 anos com uma imagem de TC que mostra calcificações no pâncreas.

Caso 13:

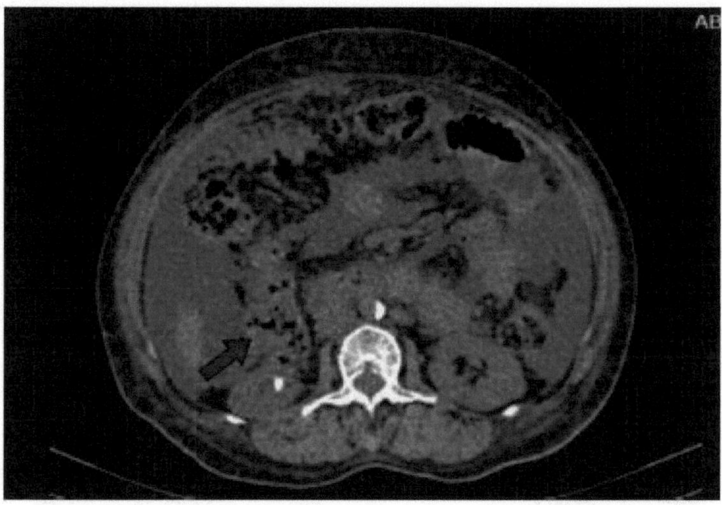

Mulher de 63 anos com uma imagem de TC que mostra ascite.

Caso 14:

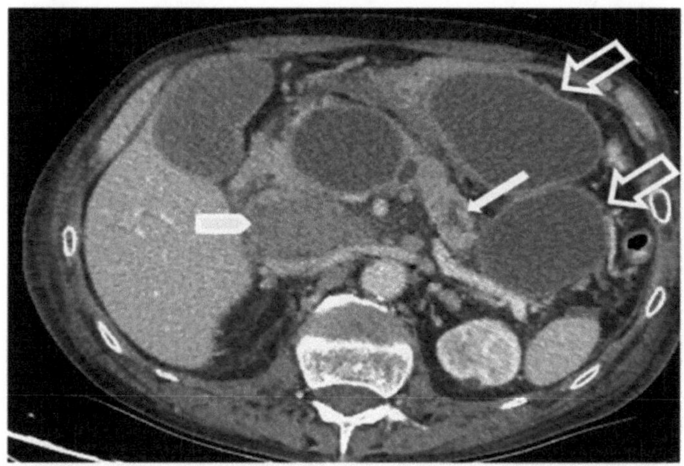

TC simples de um homem de 59 anos de idade mostrando múltiplos pseudoquistos na cabeça, corpo e cauda (seta grande)

Caso 15:

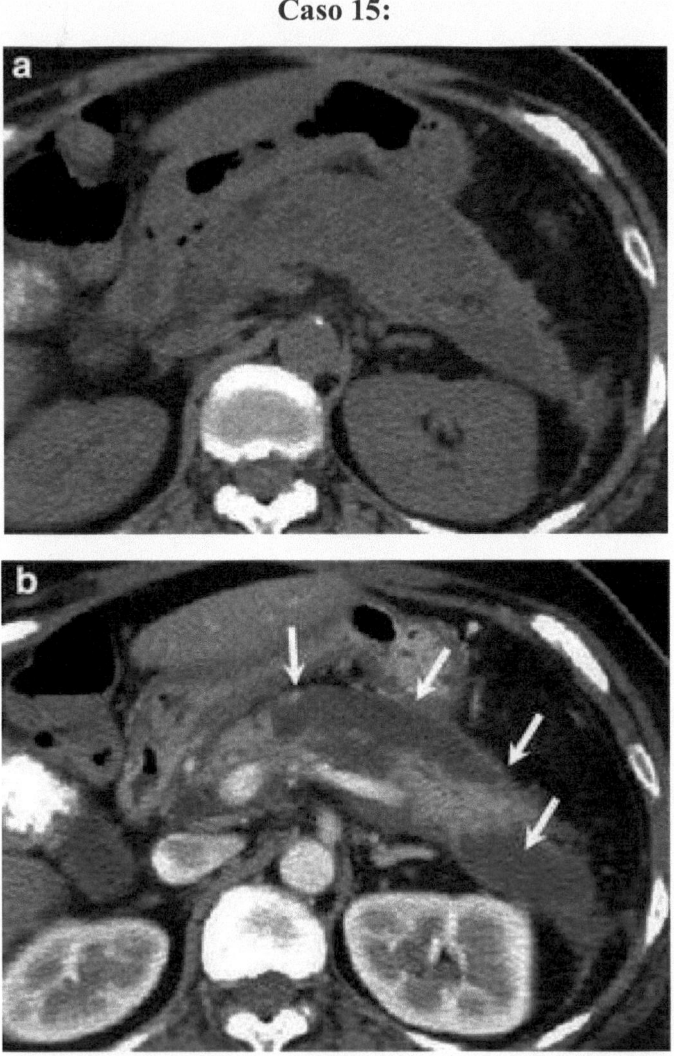

TC simples de um homem de 37 anos mostrando aumento do corpo pancreático (a). A TC com contraste mostra necrose pancreática como área sem contraste (setas) (b)

RESULTADOS

RESULTADOS

TABELA 3: DISTRIBUIÇÃO DA IDADE ENTRE OS PARTICIPANTES NO ESTUDO

IDADE EM ANOS	FREQUÊNCIA	PERCENTAGEM %
21-30	11	22
31-40	16	32
41-50	15	30
51-60	6	12
>60	2	4
TOTAL	50	100
IDADE MÉDIA	40.7+11.3	

GRÁFICO 1: DISTRIBUIÇÃO DA IDADE ENTRE OS PARTICIPANTES NO ESTUDO

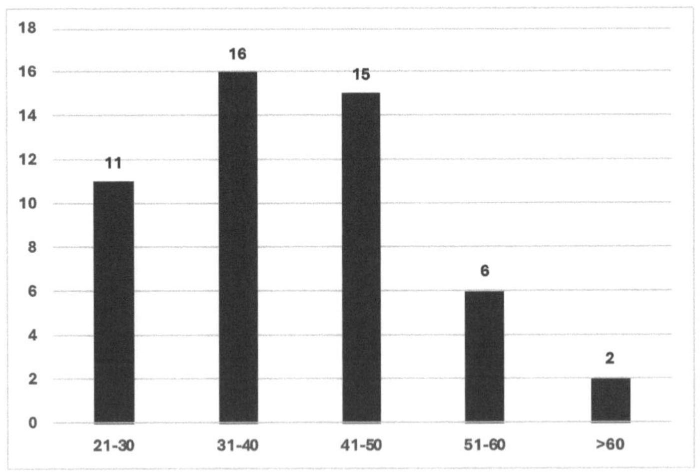

A idade média no estudo foi de 40,7+11,3 anos. A maioria dos participantes no estudo pertencia ao grupo etário dos 31-40 anos (16, 32%), seguido do grupo etário dos 41-50 anos (15, 30%).

TABELA 4: DISTRIBUIÇÃO DO SEXO ENTRE OS PARTICIPANTES DO ESTUDO

SEXO	FREQUÊNCIA	PERCENTAGEM %
MACHO	**40**	**80**
FEMININO	**10**	**20**

GRÁFICO 2: DISTRIBUIÇÃO DO SEXO ENTRE OS PARTICIPANTES NO ESTUDO

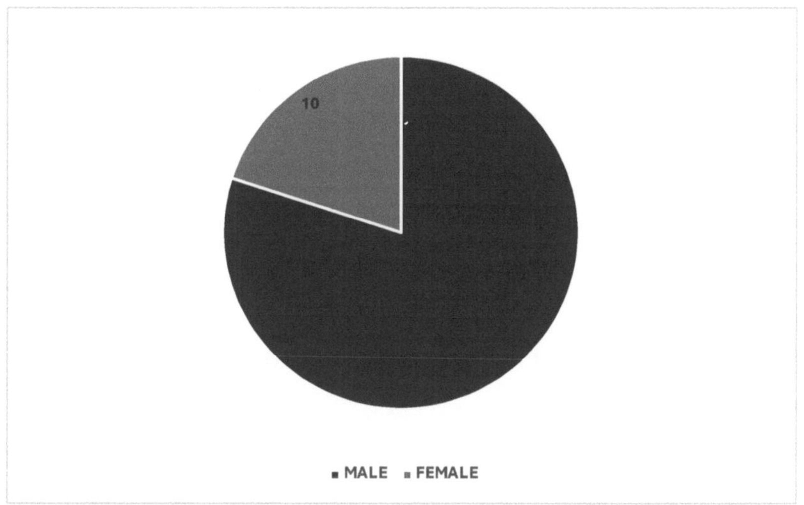

Os homens (40, 80%) foram predominantes no estudo em comparação com as mulheres (10, 20%).

QUADRO 5: DISTRIBUIÇÃO POR IDADE E SEXO DOS PARTICIPANTES NO ESTUDO

IDADE EM ANOS	MACHO		FEMININO	
	FREQUÊNCIA	**%**	**FREQUÊNCIA**	**%**
21-30	**9**	**22**	**2**	**20**
31-40	**16**	**40**	**2**	**20**
41-50	**14**	**35**	**1**	**10**
51-60	**1**	**2**	**3**	**30**
>60	**0**	**0**	**2**	**20**

A tabela acima mostra a distribuição por género em função da idade. A maioria dos homens pertencia ao grupo etário dos 31-40 anos (16, 40%) no estudo, seguido do grupo etário dos 41-50 anos (14, 35%). Enquanto a maioria das mulheres (3, 30%) pertencia ao grupo etário dos 51-60 anos.

GRÁFICO 3: DISTRIBUIÇÃO POR IDADE E SEXO DOS PARTICIPANTES NO ESTUDO

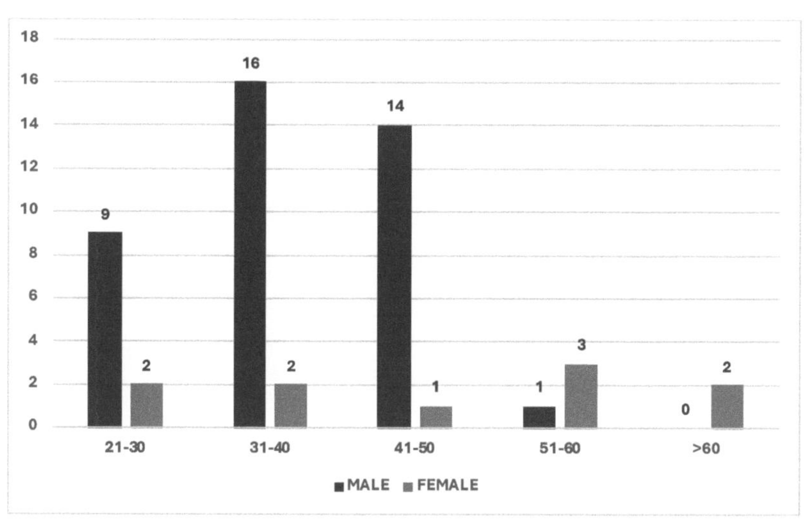

QUADRO 6: DISTRIBUIÇÃO DA INDICAÇÃO ENTRE OS PARTICIPANTES DO ESTUDO

INDICAÇÃO	FREQUÊNCIA	PERCENTAGEM %
DOR ABDOMEN	16	32
AMILASE E LIPASE SÉRICAS ELEVADAS	12	24
VOMITAR	12	24
DOR EPIGÁSTRICA	8	16
ABDÓMEN DISTENDIDO	2	4

GRÁFICO 4: DISTRIBUIÇÃO DAS INDICAÇÕES ENTRE OS PARTICIPANTES NO ESTUDO

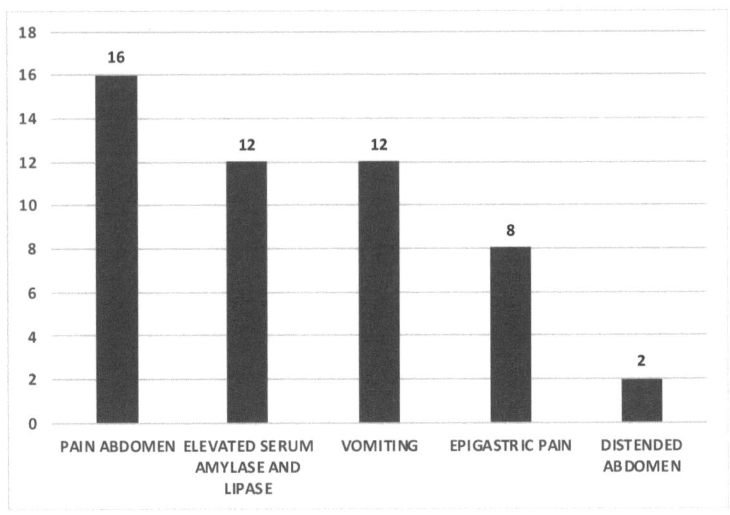

A maioria dos indivíduos apresentava dor abdominal (16, 32%), seguida de elevação da amilase e da lipase séricas (12, 24%). Outras queixas incluíam vómitos em 12 (24%), dor epigástrica em 8 (16%) e abdómen distendido em 2 (4%).

TABELA 7: DISTRIBUIÇÃO DA ETIOLOGIA ENTRE OS PARTICIPANTES DO ESTUDO

ETIOLOGIA	FREQUÊNCIA	PERCENTAGEM %
ALCOÓLICO	35	70
COLELITÍASE	6	12
INFECÇÃO VIRAL	4	8
LAMA DA VESÍCULA BILIAR	2	4
INESPECÍFICA/IDIOPÁTICA	2	4

ÚLCERA PÉPTICA	1	2

GRÁFICO 5: DISTRIBUIÇÃO DA ETIOLOGIA ENTRE OS INDIVÍDUOS DO ESTUDO

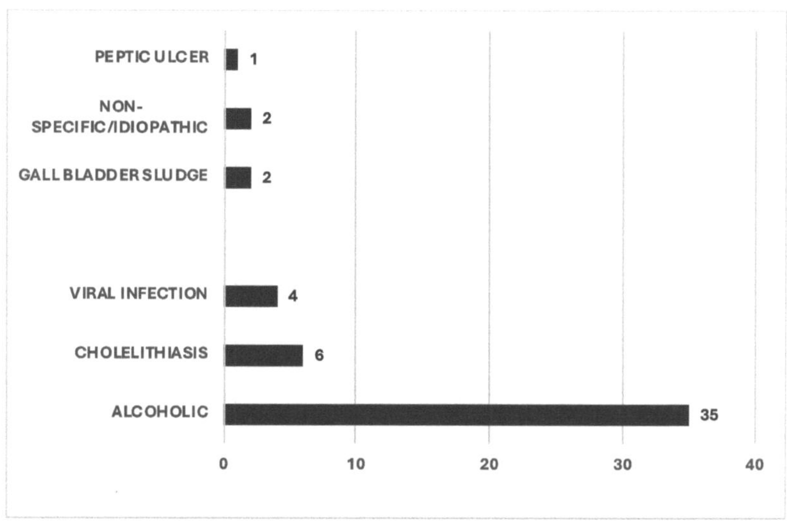

A etiologia mais comum envolvida no estudo foi o consumo de álcool em 35 (70%) dos indivíduos, seguido de colelitíase em 6 (12%), infeção viral em 4 (8%), lama da vesícula biliar em 2 (4%) e úlcera péptica em 1 (2%) dos indivíduos. 2 (4%) dos indivíduos tinham razões não específicas/idiopáticas.

TABELA 8A: DISTRIBUIÇÃO DOS INDIVÍDUOS DE ACORDO COM O TAMANHO DO PÂNCREAS NA USG

TAMANHO	FREQUÊNCIA	PERCENTAGEM %
GRANDES	**40**	**80**

NORMAL	10	20

GRÁFICO 6A: DISTRIBUIÇÃO DOS INDIVÍDUOS DE ACORDO COM O TAMANHO DO PÂNCREAS NA USG

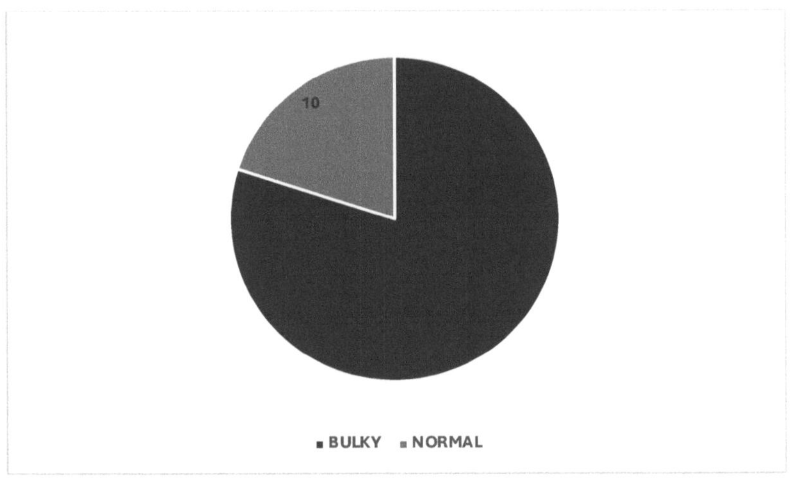

40 (80%) dos indivíduos do estudo tinham o pâncreas volumoso e 10 (20%) tinham o pâncreas de tamanho normal na USG.

TABELA 8B: DISTRIBUIÇÃO DOS SUJEITOS DE ACORDO COM A PARTE DO PÂNCREAS ENLARGADA/EMBUTIDA NA USG, n=40

PARTE DO PÂNCREAS VOLUMOSA	FREQUÊNCIA	PERCENTAGEM %
PÂNCREAS INTEIROS	35	87.5

CAUDA DO PÂNCREAS	3	7.5
CABEÇA DO PÂNCREAS E PROCESSO UNCINADO	2	5
TOTAL	40	100

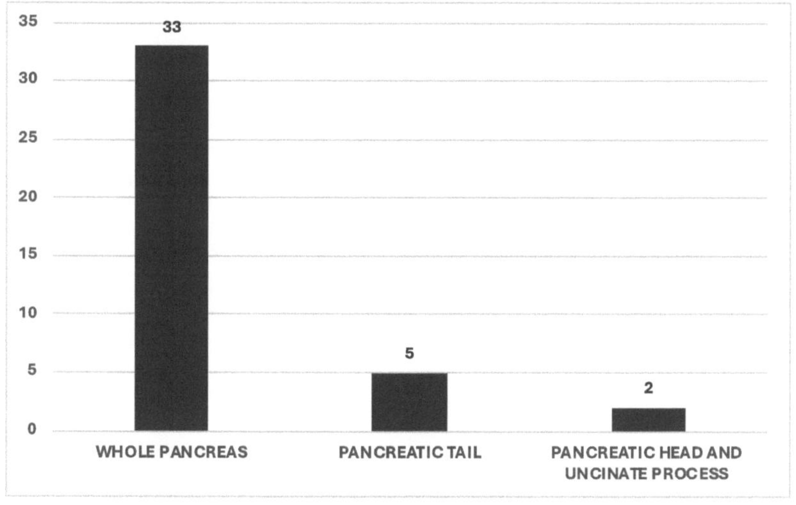

Entre os 40 indivíduos com pâncreas volumoso na USG, a maioria, ou seja, 35 (87,5%), tinha todo o pâncreas volumoso, 3 (7,5%) tinham apenas a cauda do pâncreas volumosa, 1 (2,5%) tinha apenas a cabeça do pâncreas volumosa e 1 (2,5%) tinha apenas o processo uncinado do pâncreas volumoso.

TABELA 9: DISTRIBUIÇÃO DOS INDIVÍDUOS DE ACORDO COM A ECOTEXTURA DO PÂNCREAS NA USG

ECHOTEXTURE	FREQUÊNCIA	PERCENTAGEM %
HETEROGÉNICOS	20	40
HIPOECÓICO	18	36
ISOECHOIC	12	24

GRÁFICO 7: DISTRIBUIÇÃO DOS INDIVÍDUOS DE ACORDO COM A ECOTEXTURA DO PÂNCREAS NA USG

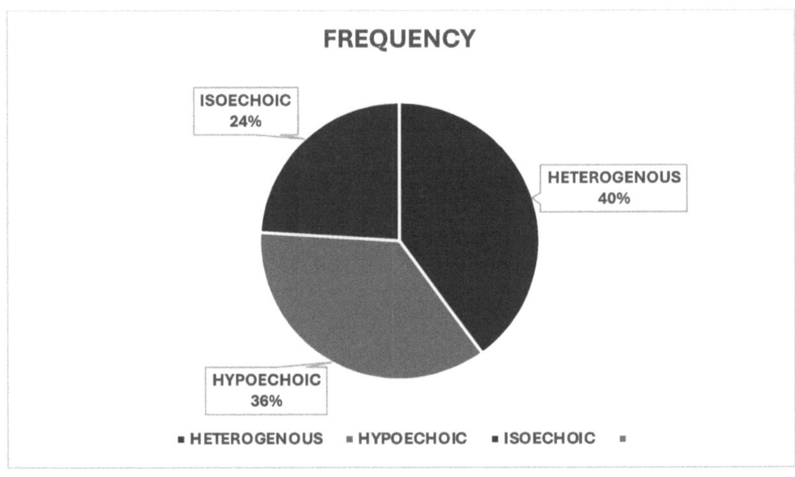

Na USG, a maioria dos indivíduos, ou seja, 20 (40%) apresentavam uma ecotextura heterogénea, seguidos de 18 (36%) hipoecóicos e 12 (24%) isoecóicos

TABELA 10: DISTRIBUIÇÃO DOS INDIVÍDUOS DE ACORDO COM OS ACHADOS INTRAPANCREÁTICOS NA USG

ACHADOS INTRAPANCREÁTICOS	FREQUÊNCIA	PERCENTAGEM %
RECOLHA DE LÍQUIDO PERIPANCREÁTICO	21	42
MPD DILATADO	9	18
LESÕES FOCAIS	7	14
NORMAL	13	26

MPD-Ducto pancreático principal

Os achados intrapancreáticos mais comuns na USG foram coleção de fluido peripancreático em 21 (42%), MPD dilatado em 9 (18%) e lesões focais em 7 (14%) dos indivíduos na USG. Treze indivíduos apresentaram achados normais na USG.

GRÁFICO 8: DISTRIBUIÇÃO DOS INDIVÍDUOS DE ACORDO COM OS ACHADOS INTRAPANCREÁTICOS NA USG

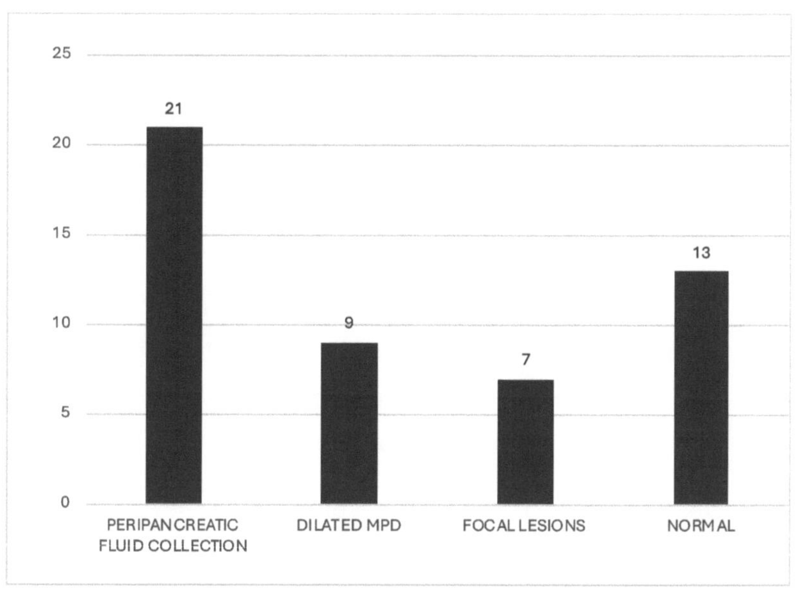

TABELA 11: DISTRIBUIÇÃO DOS INDIVÍDUOS DE ACORDO COM OS ACHADOS EXTRAPANCREÁTICOS NA USG

ACHADOS EXTRAPANCREÁTICOS	FREQUÊNCIA	PERCENTAGEM %
FÍGADO GORDO	11	22
COLELITÍASE	6	12
CBD DILATADO	6	12
TROMBOSE VENOSA	2	4
ASCITES	5	10
DERRAME PLEURAL	7	14
DILATAÇÃO DAS VEIAS PORTA/ESPLÉNICA	5	10
NORMAL	8	16

Os achados extra-pancreáticos mais comuns na USG foram fígado gordo observado em 11 (22%) dos indivíduos, derrame pleural em 7 (14%) deles. Outros achados intra-pancreáticos na USG foram trombose venosa em 2 (4%), ascite em 5 (10%), colelitíase e dilatação do CBD observados em 6 (12%) e veias porta/esplénicas dilatadas em 5 (10%) indivíduos. Oito indivíduos apresentaram achados normais na USG.

GRÁFICO 9: DISTRIBUIÇÃO DOS INDIVÍDUOS DE ACORDO COM OS ACHADOS EXTRAPANCREÁTICOS NA USG

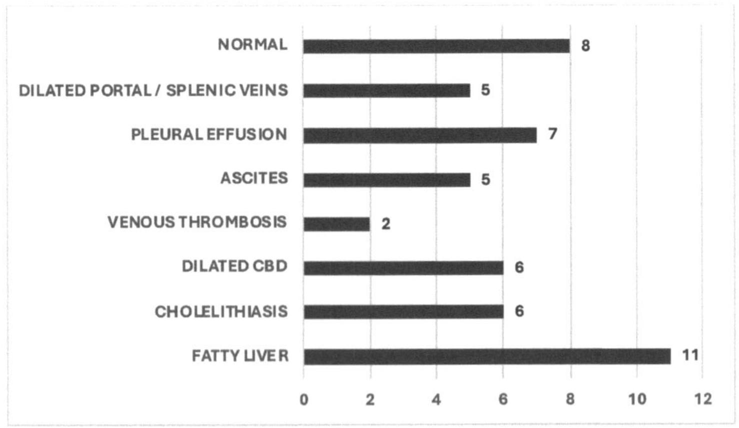

QUADRO 12: INDIVÍDUOS COM PANCREATITE AGUDA NA USG

PANCREATITE AGUDA	FREQUÊNCIA	PERCENTAGEM %
POSITIVO	40	80
NEGATIVO	10	20

Na USG, 40 (80%) dos indivíduos do estudo apresentavam caraterísticas sugestivas de pancreatite aguda, ao passo que 10 (20%) apresentavam tamanho normal, achados intra e extra pancreáticos normais na USG.

GRÁFICO 10: INDIVÍDUOS COM PANCREATITE AGUDA NA USG

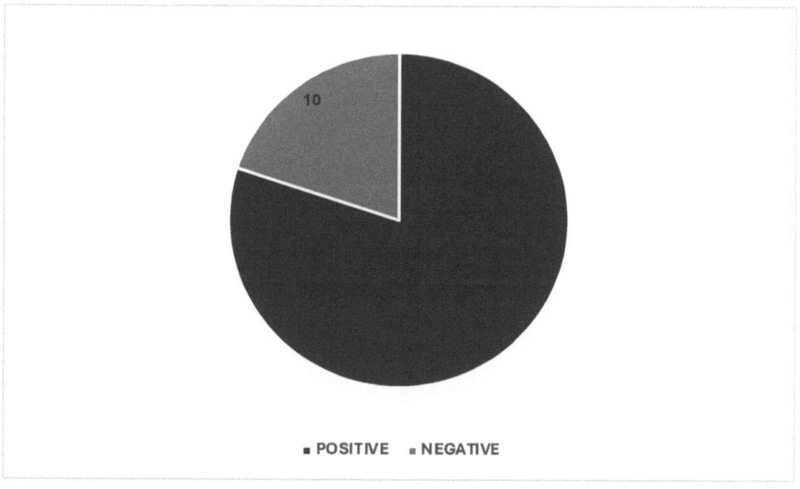

TABELA 13: DISTRIBUIÇÃO DOS INDIVÍDUOS DE ACORDO COM O TAMANHO DO PÂNCREAS NA TC

TAMANHO	FREQUÊNCIA	PERCENTAGEM %
GRANDES	46	92
NORMAL	4	8

46 (92%) dos indivíduos do estudo apresentavam pâncreas volumoso e 4 (8%) apresentavam pâncreas de tamanho normal na TC.

GRÁFICO 11: DISTRIBUIÇÃO DOS INDIVÍDUOS DE ACORDO COM O TAMANHO DO PÂNCREAS NA TC

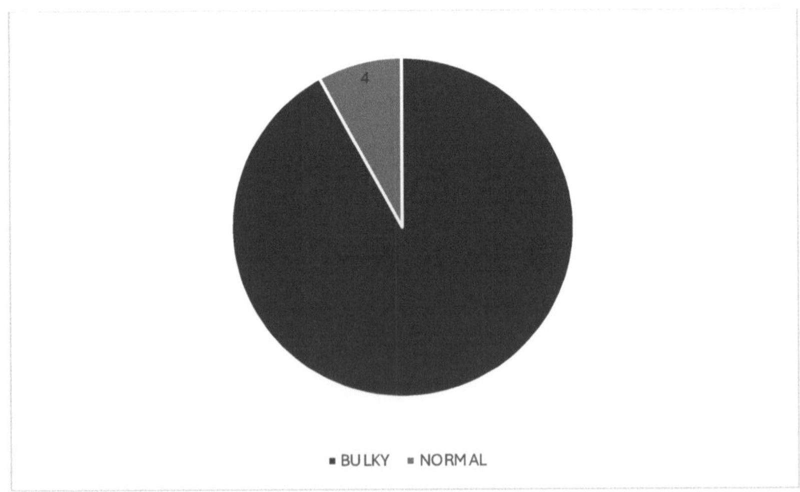

TABELA 14: DISTRIBUIÇÃO DOS INDIVÍDUOS DE ACORDO COM OS ACHADOS INTRAPANCREÁTICOS NA TC

ACHADOS INTRAPANCREÁTICOS	FREQUÊNC IA	PERCENTAGE M %
Dilatação do ducto pancreático principal	**11**	**22**
Coleção significativa de fluido peripancreático e depósito de gordura	**19**	**38**
Lesões císticas no corpo do pâncreas	**7**	**14**
Pancreatite necrotizante	**6**	**12**
Calcificações múltiplas do parênquima pancreático	**3**	**6**
Normal	**4**	**8**

Os achados intra-pancreáticos mais comuns na TC foram: dilatação do ducto pancreático principal em 11 (22%), acumulação significativa de fluido peripancreático e deposição de gordura em 19 (38%), lesões quísticas no corpo do pâncreas em 7 (14%), pâncreas necrosado em 6 (12%) e calcificações parenquimatosas pancreáticas múltiplas em 4 (8%) dos indivíduos. Quatro indivíduos apresentaram achados normais na TC.

GRÁFICO 12: DISTRIBUIÇÃO DOS INDIVÍDUOS DE ACORDO COM OS ACHADOS INTRAPANCREÁTICOS NA TC

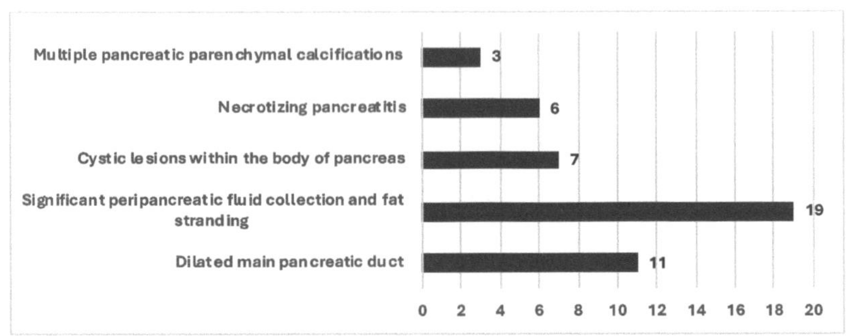

TABELA 15: DISTRIBUIÇÃO DOS INDIVÍDUOS DE ACORDO COM OS ACHADOS EXTRAPANCREÁTICOS NA TC

ACHADOS EXTRAPANCREÁTICOS		FREQUÊNCIA	PERCENTAGEM %
ASCITES		6	12
COLELITÍASE E LAMAS		9	18
FÍGADO GORDO E HEPATOMEGALIA		10	20
DERRAME PLEURAL	B/L	4	8
	CERTO	1	2
	À ESQUERDA	5	10
TROMBOSE DA VEIA ESPLÉNICA		4	8
COLATERAIS DA VEIA ESPLÉNICA		4	8
CBD DILATADO		2	4
COMPLICAÇÃO HEMORRÁGICA		1	2
NORMAL		4	8

Os achados extra-pancreáticos registados na TC foram ascite em 6 (12%), colelitíase e lama em 9 (18%), fígado gordo e hepatomegalia em 8 (16%), derrame pleural B/L em 4 (8%), derrame pleural do lado direito em 1 (2%), derrame pleural do lado esquerdo em 5 (10%), trombose da veia esplénica em 4 (8%), colaterais da veia esplénica em 4 (8%) e complicação hemorrágica em 1 (2%). Quatro indivíduos apresentaram resultados normais na TC.

GRÁFICO 13: DISTRIBUIÇÃO DOS INDIVÍDUOS DE ACORDO COM OS ACHADOS EXTRAPANCREÁTICOS NA TC

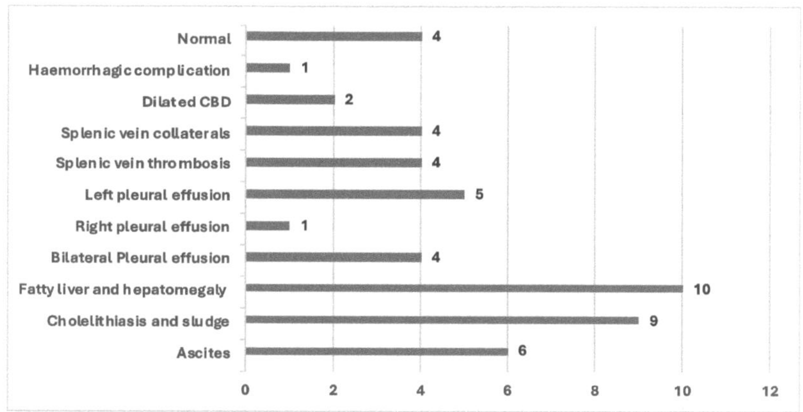

TABELA 16: NÚMERO TOTAL DE INDIVÍDUOS COM PANCREATITE AGUDA NA TC

PANCREATITE AGUDA	FREQUÊNCIA	PERCENTAGEM %
POSITIVO	**46**	**92**
NEGATIVO	**4**	**8**

Do total de 50 indivíduos, 46 (92%) eram positivos para pancreatite aguda na TC.

GRÁFICO 14: NÚMERO TOTAL DE INDIVÍDUOS COM PANCREATITE AGUDA NA TC

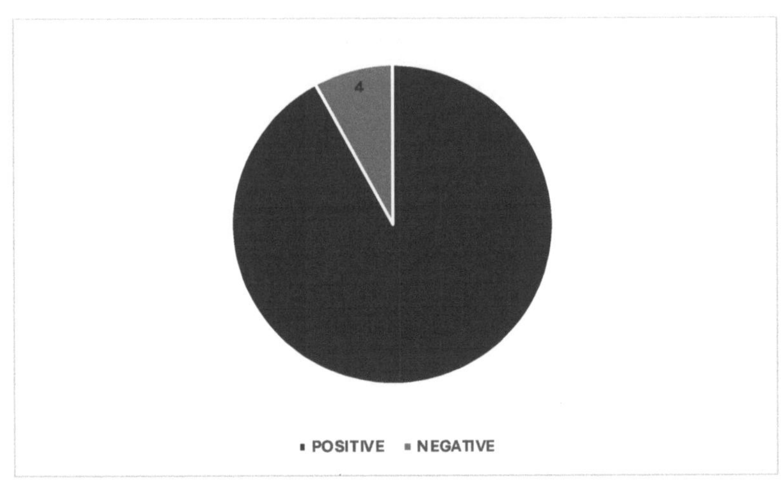

TABELA 17: DISTRIBUIÇÃO POR IDADE E SEXO DOS SUJEITOS COM PANCREATITE AGUDA NA TAC (n=46)

IDADE EM ANOS	MACHO		FEMININO	
	FREQUÊNCIA	%	FREQUÊNCIA	%
21-30	8	22	2	20
31-40	13	36	2	20
41-50	13	36	1	10
51-60	2	6	3	30
>60	0	0	2	20

GRÁFICO 15: DISTRIBUIÇÃO POR IDADE E SEXO DOS SUJEITOS COM PANCREATITE AGUDA NA TAC (n=46)

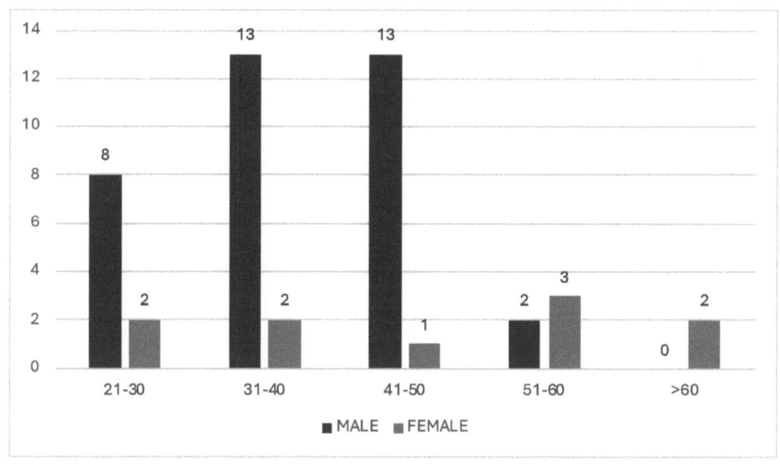

Entre os 36 indivíduos do sexo masculino com pancreatite aguda na TC, 13 (36%) pertenciam ao grupo etário dos 31-40 anos e outros 13 (36%) pertenciam ao grupo etário dos 41-50 anos e nenhum tinha mais de 60 anos. Entre os 10 indivíduos do sexo feminino com pancreatite aguda na TC, 3 (30%) pertenciam ao grupo etário dos 51-60 anos.

TABELA 18: ASSOCIAÇÃO DA IDADE COM A PANCREATITE AGUDA NA TC

IDADE EM ANOS	PANCREATITE AGUDA		VALOR P
	POSITIVO	NEGATIVO	
21-30	10	1	0.0435
31-40	15	1	
41-50	14	1	
51-60	3	1	
>60	2	0	

GRÁFICO 16: ASSOCIAÇÃO DA IDADE COM A PANCREATITE AGUDA NA TC

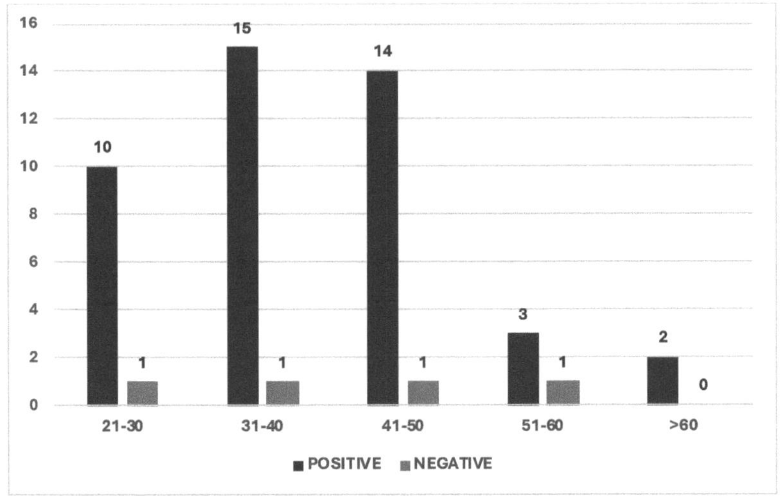

Foi encontrada uma diferença significativa entre o grupo etário e a presença de pancreatite aguda no estudo ($p<0,05$).

TABELA 19: ASSOCIAÇÃO DO SEXO COM A PANCREATITE AGUDA NA TC

SEXO	PANCREATITE AGUDA		VALOR P
	POSITIVO	NEGATIVO	
MACHO	36	4	0.0471
FEMININO	10	0	

GRÁFICO 17: ASSOCIAÇÃO DO SEXO COM A PANCREATITE AGUDA NA TC

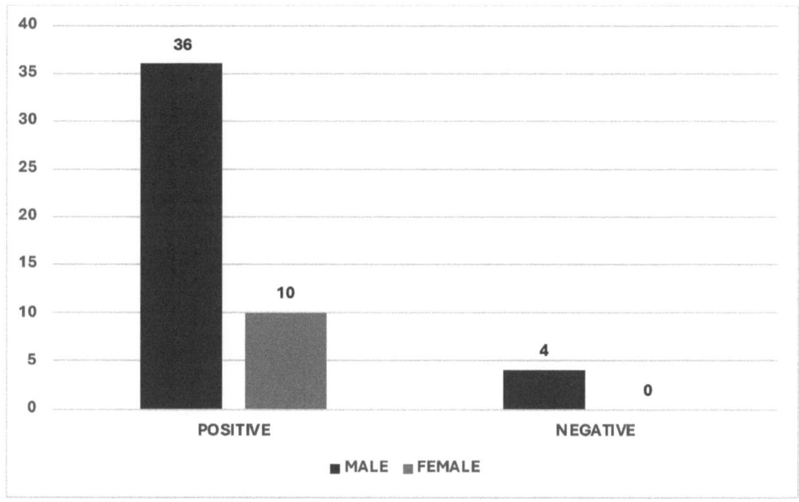

Verificou-se uma diferença significativa entre o género e a presença de pancreatite aguda no estudo ($p<0,05$).

TABELA 20: COMPARAÇÃO ENTRE A USG E A CT NO DIAGNÓSTICO DA PANCREATITE AGUDA

MODO	PANCREATITE AGUDA	
	POSITIVO	NEGATIVO

USG	40	10
TC	46	4

GRÁFICO 18: COMPARAÇÃO ENTRE A USG E A CT NO DIAGNÓSTICO DA PANCREATITE AGUDA

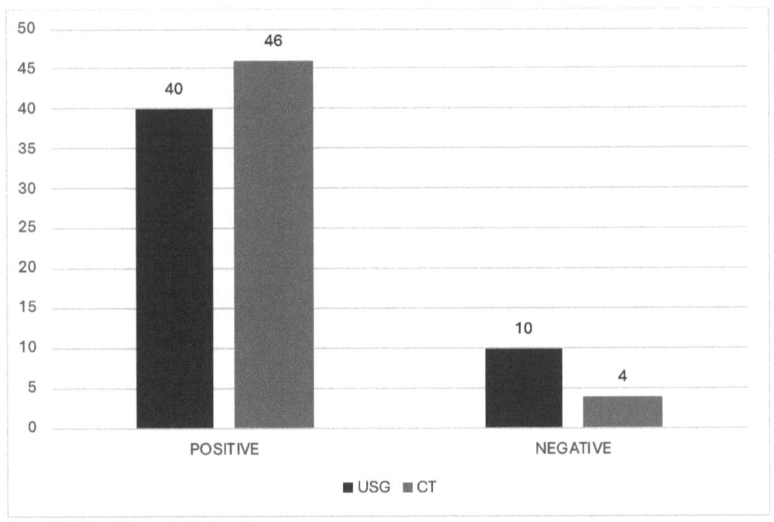

A TC foi capaz de detetar os 6 (12%) casos de pancreatite aguda que eram negativos na USG.

TABELA 21: DISTRIBUIÇÃO DOS INDIVÍDUOS DE ACORDO COM AS COMPLICAÇÕES NA TC

COMPLICAÇÃO	FREQUÊNCIA	PERCENTAG EM %
RECOLHA DE LÍQUIDO PERIPANCREÁTICO	19	38
PSEUDOCYST	6	12

PANCREATITE NECROTIZANTE	5	10
COMPLICAÇÕES VASCULARES	3	6
SEM COMPLICAÇÕES	17	34

Entre os 50 indivíduos do estudo, 33 (66%) apresentaram complicações. A complicação mais comum da pancreatite aguda observada no estudo foi a coleção de líquido peripancreático em 19 (38%) dos casos. Outras complicações observadas na TC foram o pseudocisto em 6 (12%) dos casos, a pancreatite necrosante em 5 (10%) dos casos e as complicações vasculares em 3 (6%).

GRÁFICO 19: DISTRIBUIÇÃO DOS INDIVÍDUOS DE ACORDO COM AS COMPLICAÇÕES NA TC

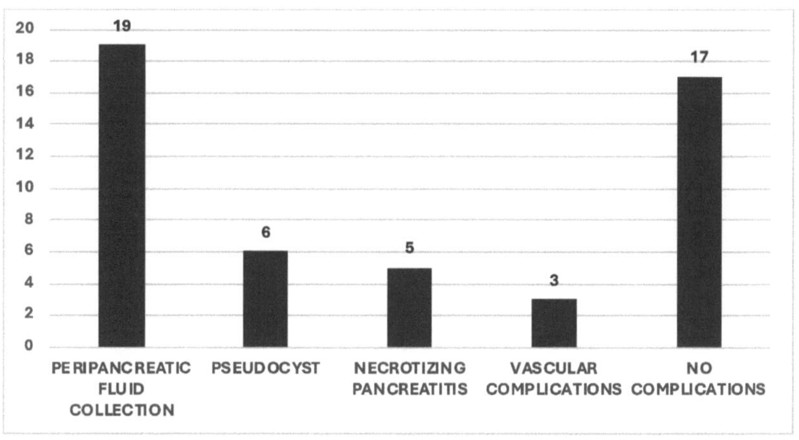

DISCUSSÃO

DISCUSSÃO

A pancreatite aguda é uma doença potencialmente fatal, com morbilidade e mortalidade graves se não for tratada e se for gerida de forma incorrecta. A taxa de mortalidade varia de 1% a >20%, dependendo do tipo de pancreatite, bem como do fator idade e da etiologia da doença. Um diagnóstico exato e a identificação precoce das complicações são de grande ajuda para reduzir a mortalidade. A imagiologia da pancreatite aguda fornece detalhes precisos das complicações e do tipo de pancreatite, ajudando no diagnóstico e tratamento corretos. Nas fases iniciais da investigação imagiológica, a ultrassonografia era a modalidade de imagem de eleição, mas, devido a limitações, foi aumentada pela TC para obter precisão na localização das lesões e no tipo de lesão, como inflamação ou necrose.[111]

Foi efectuado um estudo prospetivo no departamento de Radiodiagnóstico do RajaRajeswari Medical College & Hospital Bengaluru em 50 doentes referenciados com abdómen agudo, apoiando a pancreatite aguda para CECT e que foram primeiro avaliados com ecografia. O objetivo deste estudo é compreender o papel da TC e da USG no diagnóstico da pancreatite e destacar e avaliar os casos em que a USG falhou o diagnóstico e que foram ajudados pela TC.

Dados demográficos:

Neste estudo, a idade média era de 40,7±11,3 anos. A maioria dos participantes no estudo pertencia ao grupo etário dos 31-40 anos (16, 32%) , seguido do grupo etário dos 41-50 anos (15, 30%). Num estudo de Lalith et al.[112] , a maioria dos indivíduos enviados para USG com provável pancreatite aguda pertencia ao grupo etário dos 31-40 anos, o que era comparável ao presente estudo. Num estudo de Kondeti et al.[111] , a maioria pertencia ao grupo etário dos 31-40 anos e a idade média foi de 36,12±1,8 anos, o que foi semelhante ao presente estudo. Num estudo de Rao et al.[3] , a idade média foi de 37 anos, semelhante à do presente estudo.

Nos estudos de Alpem et al.[114] e Luetmer et al.[115] verificou-se que a idade média dos doentes com patologias pancreáticas era de 54,3 anos e 47 anos, respetivamente, o que era mais elevado do que no presente estudo.

Estudos efectuados por Silverstein et al.[116] observaram que os homens com patologias pancreáticas agudas eram mais velhos (idade média de 41 anos) do que as mulheres (idade média de 32 anos). Este facto foi contrário ao do presente estudo, em que a idade média das mulheres (49,9±17,0 anos) era superior à dos homens (38,1±9,7 anos). Num estudo de Kondeti et al.[111] , a idade média dos homens no estudo foi de 34,28±4,8 anos e a das mulheres de 32,14±2,6 anos, o que foi diferente do presente estudo.

Neste estudo, os homens (40, 80%) foram predominantes no estudo em comparação com as mulheres (10, 20%). Num estudo efectuado por Lalith et al.[2] , os homens (94%) foram mais numerosos do que as mulheres (6%), o que foi semelhante ao presente estudo. De forma semelhante, num estudo de Kondeti et al.[111] , os homens predominaram no estudo com 82 casos (82%) e as mulheres apenas 18 casos (18%). Num estudo de Rao et al.[113] , os homens superaram as mulheres, à semelhança do presente estudo.

Neste estudo, a maioria dos homens pertencia ao grupo etário dos 31-40 anos (16, 40%), seguido do grupo etário dos 41-50 anos (14, 35%). Enquanto a maioria das mulheres (3, 30%) pertencia ao grupo etário dos 51-60 anos. Este facto é consistente com um estudo de Rao et al.[113] no qual 31% dos homens pertenciam ao grupo etário dos 21-30 anos e 33% das mulheres pertenciam ao grupo etário dos 51-60 anos.

Neste estudo, a maioria dos indivíduos apresentava dor abdominal (16, 32%), seguida de vómitos e náuseas (12, 24%). Outras queixas incluíam dor abdominal e vómitos em 10 (20%), dor epigástrica em 8 (16%), abdómen distendido em 2 (4%) e vómitos em 2 (4%). Num estudo realizado por Kondeti et al. [111] e Lesniak. et al.[117] a dor abdominal (epigástrica) foi o sintoma mais comum em todos os casos, seguindo-se as náuseas e os vómitos, o que é consistente com o presente estudo.

Neste estudo, a etiologia mais comum envolvida no estudo foi o consumo de álcool em 35 (70%) dos indivíduos, seguido de colelitíase em 6 (12%) , infeção viral em 4 (8%), lama da vesícula biliar em 2 (4%) e úlcera péptica em 1 (2%) dos indivíduos. 2 (4%) tinham razões não específicas/idiopáticas. Num estudo realizado por Kondeti et al.[111] , a etiologia mais comum foi o alcoolismo, observado em 68% dos casos, seguido de cálculos biliares (22%) e idiopáticos (18%), o que está em concordância com o presente estudo. Estes resultados também foram semelhantes aos de um estudo efectuado por Rao et al. [113] (Alcoolismo 21, Idiopática 12, Cálculos biliares 8 casos).

CONCLUSÕES DO USG:

- **TAMANHO**

Neste estudo, entre os 50 indivíduos, 40 (80%) apresentavam pâncreas volumoso. Neste estudo, entre os 40 indivíduos com pâncreas volumoso na USG, a maioria, ou seja, 35 (87,5%), tinha todo o pâncreas como volumoso , 3 (7,5%) tinham apenas a cauda do pâncreas volumosa, 2 (5%) tinham apenas a cabeça do pâncreas volumosa.

Num estudo de Kondeti et al.[111] observou-se um aumento do pâncreas em 68% dos casos, o que foi menos do que no presente estudo. O envolvimento difuso do pâncreas no estudo anterior foi observado em 52,44% dos casos, o que foi menor do que no presente estudo, e o envolvimento focal com envolvimento da cabeça, pescoço/corpo ou cauda foi observado em 47,56%, o que foi maior do que no presente estudo. A cabeça era a maior parte do envolvimento pancreático nos casos focais, enquanto no presente estudo a cauda do pâncreas estava normalmente envolvida.

Num estudo efectuado por Lalith et al. [112] , 95% dos indivíduos tinham o pâncreas aumentado de tamanho na USG, o que foi mais elevado do que no presente estudo. Num estudo realizado por Jeffery Jr et al. [118] , apenas um terço dos doentes com pancreatite edematosa aguda apresentava uma glândula aumentada, o que foi menos do que no presente estudo.

Nos estudos de Gandolfi L et al. [119] e Asayama Y et al.[120] , 68% e 32%, respetivamente, apresentaram pâncreas volumoso, o que foi muito menos do que no presente estudo. O aumento do pâncreas deve-se a edema intersticial no parênquima pancreático.

ECHOTEXTURE

Na USG, a maioria dos indivíduos, ou seja, 20 (40%) apresentaram ecotextura heterogénea, seguida por 18 (36%) hipoecóicas e 12 (24%) isoecóicas. Num estudo realizado por Lalith et al. [112] 95% dos indivíduos apresentavam ecotextura hipoecogénica e nenhum apresentava ecotextura heterogénea e isoecogénica, o que difere do presente estudo. Num estudo de Jeffery et al. [118] apenas um terço dos doentes apresentava áreas hipoecogénicas, o que está de acordo com o presente estudo. O pâncreas hipoecogénico é caraterístico da pancreatite edematosa.

Num estudo realizado por Kondeti et al.[111] , 63,4% demonstraram uma ecotextura heterogénea, o que foi mais elevado do que no presente estudo, 14,63% uma ecotextura hipoecogénica homogénea, o que foi menos elevado do que no presente estudo, e uma ecotextura normal foi identificada em 21,9%, o que foi semelhante ao presente estudo.

ACHADOS INTRAPANCREÁTICOS

Neste estudo, os achados intrapancreáticos mais comuns na USG foram COLECÇÃO FLUIDA PERIPANCREATICA dilatada em 21 (42%), MPD DILATADO em 9 (18%), LESÕES FOCAIS em 7 (14%) e normal em 13 (26%) dos indivíduos na USG. Em um estudo realizado por Lalith et al.[2] 14% dos indivíduos apresentaram DPM dilatado na USG, o que foi menor em comparação com este estudo. Num estudo de Johnson CD et al.[121] , 10% dos indivíduos apresentaram DPM dilatado na USG, o que foi menor em comparação com este estudo.

Num estudo efectuado por Kondeti et al.[111] foram observadas calcificações em 14,63% dos casos, o que foi mais significativo do que no presente estudo, a dilatação do ducto pancreático (>3 mm) foi identificada em 9,7% dos casos, o que foi menos significativo do que no presente estudo, e foram observadas lesões quísticas em 8%

dos casos, o que foi semelhante ao presente estudo. Foram observadas calcificações em 15% dos casos num estudo efectuado por Balthazar et al.[122] , o que foi superior ao observado no presente estudo.

A presença de dilatação do ducto nas patologias pancreáticas é muito variável e pode ser comprimida devido a edema ou o pâncreas hipoecogénico pode tornar o ducto mais facilmente visível.[123,124]

ACHADOS EXTRAPANCREÁTICOS

Neste estudo, os achados extra-pancreáticos mais comuns na USG foram fígado gordo observado em 11 (22%) dos indivíduos, derrame pleural em 7 (14%) deles. Outros achados intrapancreáticos na USG foram trombose venosa em 2 (4%), ascite em 5 (10%), colelitíase e dilatação do CBD observada em 6 (12%) e veias porta/esplénica dilatadas em 5 (10%) indivíduos. Oito indivíduos apresentaram achados normais na USG.

Num estudo realizado por Kondeti et al.[111] , a coleção de líquido peripancreático ocorreu em 16%, o que foi menos do que no presente estudo.

Num estudo de Lalith et al. [112] , a colelitíase foi observada em 16% dos indivíduos, o que foi semelhante ao presente estudo. Num estudo de Kondeti et al.[111] foram observados cálculos biliares em 22% dos indivíduos, o que foi mais do que no presente estudo, e a dilatação das vias biliares foi observada em 12%, o que também foi mais do que no presente estudo.

Neste estudo, na USG, 40 (80%) dos indivíduos do estudo apresentavam caraterísticas sugestivas de pancreatite aguda , ao passo que 10 (20%) apresentavam tamanho normal, achados intra e extra pancreáticos normais na USG. Num estudo de Rao et al. [113] foram detectados 41,5% de casos na USG, o que foi muito menos do que no presente estudo.

Bolondi et al.[125] sugeriram que a ecografia deve ser o primeiro passo de diagnóstico quando há suspeita de doença pancreática. Tal como referido no estudo de SJ Hessel et al.[13] , um estudo ecográfico negativo não exclui uma doença pancreática significativa e, por vezes, potencialmente fatal.[126] A ecografia pode conduzir a um diagnóstico definitivo e visualizar as complicações da pancreatite. De facto, a avaliação mais precisa da pancreatite é conseguida através de uma combinação de avaliação clínica (sintomas e testes de função pancreática) e definição radiológica das alterações do ducto e do parênquima.

CONCLUSÕES DA CT:

A. TAMANHO

Neste estudo, 46 (92%) dos indivíduos do estudo apresentaram pâncreas volumoso e 4 (8%) apresentaram pâncreas de tamanho normal na TC. Num estudo de

Kondeti et al.[111] foi identificado um pâncreas aumentado em 82% dos casos, o que foi menos do que no presente estudo.

Neste estudo, o envolvimento difuso foi observado em 40 (80%), o envolvimento focal em 6 casos, com envolvimento da cabeça em 2 casos, seguido do processo uncinado - 4 casos. Num estudo de Kondeti et al.[111] , o envolvimento difuso foi identificado em 52% por TC e o envolvimento focal em 39 casos com envolvimento da cabeça em 21 casos, seguido do pescoço - 11 casos e menos na região da cauda - 7 casos, o que foi diferente do presente estudo. Os nossos resultados também foram contrários aos de um estudo efectuado por Yie M et al.[127]

A TAC pode fornecer claramente informações pormenorizadas sobre o tamanho do pâncreas, sem grande incómodo devido a gás ou gordura.

B. ACHADOS INTRAPANCREÁTICOS

Neste estudo, os achados intra-pancreáticos mais comuns na TC foram Dilatação do ducto pancreático principal em 11 (22%), Coleção significativa de fluido peripancreático e depósito de gordura em 19 (34%), Lesões císticas no corpo do pâncreas em 7 (14%), Pâncreas necrosado em 6 (12%) e Múltiplas calcificações parenquimatosas pancreáticas em 4 (8%) dos indivíduos. Quatro indivíduos apresentaram achados normais na TC. Num estudo realizado por Lalith et al. [112] foi observada dilatação do ducto pancreático principal em 12%, o que foi menos do que no presente estudo, e foram registadas calcificações múltiplas em 22% dos indivíduos, o que foi mais do que no presente estudo.

Em um estudo de Alpem et al. [114] , a DMP dilatada foi observada em 20%, semelhante a este estudo, e no estudo de Cotton P. B. et al.[128] foi de 54%, mais do que neste estudo.

Num estudo realizado por Kondeti et al.[111] foi observada calcificação em 32 casos, o que foi menos do que no presente estudo, e a TC foi mais sensível do que a USG na deteção de casos com calcificação, o que foi semelhante ao presente estudo. Estudos relatados por MB Alpem et al. [114] e Bolondi et al.[125] mostraram uma taxa de deteção de 40-57% e mencionaram que a TC é superior na deteção de calcificação.

Num estudo de Kondeti et al.[111] foi observada dilatação (>3 mm) em 14%, a TC foi precisa e mais sensível, à semelhança do presente estudo, e foram observadas colecções de fluido em 32%, à semelhança do presente estudo.

ACHADOS EXTRAPANCREÁTICOS

Neste estudo, os achados extra pancreáticos registados na TC foram Ascite em 6 (12%), colelitíase e lamas em 9 (18%), fígado gordo e hepatomegalia em 8 (16%), derrame pleural B/L em 4 (8%), derrame pleural do lado direito em 1 (2%), derrame pleural do lado esquerdo em 5 (10%), trombose da veia esplénica em 4 (8%), colaterais da veia esplénica em 4 (8%) e complicação hemorrágica em 1 (2%). Quatro indivíduos apresentaram resultados normais na TC.

Num estudo de Lalith et al. 112 , os achados extra-pancreáticos na TC incluíam cálculos biliares, calcificação, ascite, derrame pleural, colecções de líquido peripancreático e gordura peripancreática inflamada, o que foi consistente com o presente estudo.

Num estudo realizado por Kondeti et al.[111] , observou-se fígado gordo em 22%, gânglios linfáticos regionais aumentados em 18%, o que foi mais elevado do que no presente estudo, observou-se ascite em 12% e derrame pleural em 12%, o que foi semelhante ao presente estudo. Num estudo de Rao et al.[113] , a ascite foi observada em 16%, mais do que no presente estudo, ao passo que num estudo de EJ Balthazar[122] foi observada em 7%, menos do que no presente estudo. Num estudo de Balthazar et al.[122] foram observadas efusões pleurais em 40%, o que foi muito mais elevado do que no presente estudo.

Neste estudo, de um total de 50 indivíduos, 46 (92%) eram positivos para pancreatite aguda na TC.

DISTRIBUIÇÃO DA PANCREATITE AGUDA EM FUNÇÃO DA IDADE E DO GÉNERO:

Neste estudo, entre 36 indivíduos do sexo masculino com pancreatite aguda na TC, 13 (36%) pertenciam ao grupo etário dos 31-40 anos e outros 13 (36%) pertenciam ao grupo etário dos 41-50 anos e nenhum tinha mais de 60 anos. Entre os 10 indivíduos do sexo feminino com pancreatite aguda na TC, 3 (30%) pertenciam ao grupo etário dos 51-60 anos.

ASSOCIAÇÃO ENTRE IDADE E PANCREATITE AGUDA:

Neste estudo, foi encontrada uma diferença significativa entre o grupo etário e a presença de pancreatite aguda no estudo ($p<0,05$).

ASSOCIAÇÃO ENTRE O GÉNERO E A PANCREATITE AGUDA:

Neste estudo, foi encontrada uma diferença significativa entre o género e a presença de pancreatite aguda no estudo ($p<0,05$).

COMPARAÇÃO ENTRE A USG E A CT NO DIAGNÓSTICO DA PANCREATITE AGUDA:

A. Tamanho

Neste estudo, a USG registou 40 (80%) dos indivíduos com pâncreas volumoso, enquanto na TC, 46 (92%) dos indivíduos do estudo apresentavam pâncreas volumoso.

Num estudo realizado por Lalith et al. [112], a visualização geral do pâncreas foi muito melhor por TC do que por ecografia. Num estudo realizado entre 1979-1980 em 102 doentes, a visualização boa a excelente do pâncreas estava presente em 64% dos exames de TC, em comparação com 20% dos estudos ecográficos. [115] Com as melhorias tecnológicas, a visualização do pâncreas é melhor na modalidade de TC.

B. Achados intrapancreáticos

Neste estudo, os achados intrapancreáticos mais comuns na USG foram a dilatação do ducto pancreático principal em 15 (30%), ao passo que na TC, a dilatação do ducto pancreático principal foi observada em 11 (22%) indivíduos. A USG revelou lesões císticas no corpo do pâncreas em 4 (8%), ao passo que a TC revelou o mesmo em 7 (14%), o que foi mais frequente do que a USG. Foram observadas calcificações múltiplas em 2 (4%) indivíduos na USG, ao passo que a TC registou calcificações parenquimatosas pancreáticas múltiplas em 4 (8%) dos indivíduos, o que foi mais significativo do que na USG.

Para além dos achados acima referidos, a TC neste estudo também revelou uma coleção significativa de fluido peripancreático em 12 (24%), uma camada significativa de gordura peripancreática em 7 (14%) e pâncreas necrosado em 6 (12%). A TC deve ser a modalidade de escolha para o diagnóstico de pancreatite necrosante.

Não foram observadas lesões focais em 23 (46%) dos indivíduos na USG, enquanto na TC apenas 4 (8%) apresentavam achados intra-pancreáticos normais, o que era muito menos do que na USG. Assim, no nosso estudo, a TC detectou os achados intra-pancreáticos que a USG não foi capaz de detetar.

Num estudo efectuado por Lohse et al.[107] entre 145 doentes que realizaram TC abdominal, 57 (39%) tinham evidência imagiológica de PA e entre 84 doentes que realizaram tanto TC como US, 31 (37%) doentes foram diagnosticados com cálculos biliares por US versus 19 (23%) por TC. A dilatação/obstrução biliar foi diagnosticada por US em 5 (6%) doentes versus 4 (5%) por TC. A TC conduziu ao diagnóstico correto ou à alteração do tratamento em 21 (14,5%) doentes. A proporção de indivíduos com PA relatada neste estudo (92%) foi maior em comparação com o estudo anterior.

C. Achados extra pancreáticos

Neste estudo, os achados extra-pancreáticos mais comuns na USG foram a coleção de fluido peripancreático observada em 14 (28%) dos indivíduos, e a deposição de gordura peripancreática observada em 12 (24%) deles. A TC revelou a presença de gordura peripancreática e de uma coleção peripancreática espessa em 2 (4%). Na USG, o fígado gordo foi revelado em 4 (8%), enquanto na TC 5 (10%) referiram o mesmo , o que foi mais elevado do que na USG . A dilatação do CBD foi observada em 4 (8%) e em 2 (4%) na TC.

A colelitíase foi observada em 3 (6%) casos na USG e em 5 (10%) na TC, o que foi mais elevado do que na USG. Num estudo de Jaiswal et al.[130] , ambas as modalidades detectaram colelitíase em 17% dos casos.

Neste estudo, a veia esplénica dilatada e a ascite foram observadas em 1 (2%) indivíduo na USG, ao passo que na TC foi observada ascite em 6 (12%) e trombose da veia esplénica em 4 (8%), o que foi mais elevado do que na USG.

A USG também registou líquido peripancreático ligeiro em 3 (6%), múltiplos ecos internos no saco menor em 2 (4%), linfadenopatia mesentérica em 2 (4%)

Neste estudo, outros achados extra-pancreáticos registados na TC foram gânglios linfáticos peripancreáticos e paraaórticos em 4 (8%), derrame pleural B/L em 4 (8%), derrame pleural do lado direito em 1 (2%) e derrame pleural do lado esquerdo em 1 (2%). O achado raro detectado na TC no estudo foi uma coleção heterogénea adjacente ao corpo do pâncreas com hiperdensidade no interior s/o complicação hemorrágica secundária em 1 (2%). Assim, a TC foi mais sensível do que a USG na deteção de complicações como a hemorragia.

Quatro indivíduos apresentavam achados extra-pancreáticos normais na TC, o que foi menor do que na USG, na qual 6 (12%) apresentavam achados extra-pancreáticos normais. Assim, neste estudo, a TC foi capaz de diagnosticar seis casos negativos na USG como PA e, por conseguinte, é mais sensível do que a USG na deteção de achados anormais que conduzem ao diagnóstico de PA.

EFICÁCIA DA USG

No presente estudo, a USG diagnosticou globalmente 40 (80%) casos como AP em comparação com a TC, que diagnosticou 46 (92%) como AP. Não se registaram falsos positivos na USG. Mas a USG registou seis casos como falsos negativos. Assim, todos os casos com provável pancreatite aguda devem ser seguidos com TC e a USG deve ser considerada apenas como uma modalidade inicial. Neste estudo, a TC contribuiu para o diagnóstico dos casos falsos negativos, que, de outra forma, teriam terminado com morbilidade e mortalidade. Num estudo efectuado por Jaiswal et al.[20], a USG diagnosticou com precisão 97 (46,2%) e a CECT 180 (85,7%), o que está de acordo com o presente estudo.

A sensibilidade da USG na deteção de pâncreas volumoso foi de 86,96% (IC: 73,74% a 95,06%) e a especificidade foi de 100,00% (IC: 39,76% a 100,00%), o VPP foi de 100% e o VPN foi de 40%.

A sensibilidade da USG na deteção de DPM dilatada foi de 73,33% (IC: 44,90% a 92,21%), a especificidade foi de 100,00% (IC: 90,00% a 100,00%), o VPP foi de 100% e o VPN foi de 89,74%. Num estudo efectuado por Sharma V et al.[131], a TC foi mais precisa e sensível na deteção de DPM, o que coincidiu com o presente estudo.

A sensibilidade da USG na deteção de lesões foi de 100,00% (IC: 39,76% a 100,00%), a especificidade foi de 92,86% (IC: 80,52% a 98,50%), o VPP foi de 57,14% e o VPN foi de 100,00%.

A sensibilidade da USG na deteção de fígado gordo foi de 100,00% (IC: 39,76% a 100,00%), a especificidade foi de 97,62% (IC: 87,43% a 99,94%), o VPP foi de 80% e o VPN foi de 100%.

Num estudo realizado por Kondeti et al.[111] , Kamisawa T et al.[132] e Buscail L[133] a sensibilidade da USG na deteção de pancreatite aguda foi de 82%, 84% e 65%, respetivamente, o que foi inferior à deste estudo. Num estudo de Rao et al[113] a sensibilidade da ultrassonografia na deteção de pancreatite aguda foi de 59% nos doentes em que o pâncreas foi visualizado.

CASOS USG NEGATIVOS DIAGNOSTICADOS COMO AP:

Entre os 6 casos que apresentaram resultados falsos negativos na USG, um apresentava pâncreas volumoso, densidade parenquimatosa heterogénea e múltiplas calcificações parenquimatosas pancreáticas com dilatação do ducto pancreático principal como achado intra-pancreático e dilatação radical biliar intra-hepática com dilatação do ducto biliar comum como achado extra-pancreático na USG.

Dois dos seis casos apresentavam, na TC, depósito de gordura peripancreática, dilatação do ducto pancreático principal e dilatação do CBD. Dois outros casos mostraram uma significativa deposição de gordura peripancreática com hepatomegalia e derrame pleural do lado direito. Um outro caso mostrava uma área sem realce na região do corpo - s/ pancreatite necrotizante na TC.

COMPLICAÇÕES DA PANCREATITE AGUDA DETECTADAS NA TOMOGRAFIA COMPUTORIZADA:

Neste estudo, entre 50 indivíduos do estudo, 33 (66%) apresentaram complicações. A complicação mais comum da pancreatite aguda observada no estudo foi a coleção de líquido peripancreático em 19 (38%) dos casos. Outras complicações observadas na TC foram o pseudocisto em 6 (12%) dos casos, a pancreatite necrosante em 5 (10%) e as complicações vasculares em 3 (6%). Assim, a TC é específica em comparação com a USG na deteção das complicações. Num estudo realizado por Kondeti et al.[111] , o pseudocisto foi observado em 7% dos casos, o que foi menos do que no presente estudo. Num estudo de Rao et al. [113] , o pseudocisto foi observado em apenas um caso, o que foi diferente do presente estudo.

CONCLUSÃO

CONCLUSÃO

Neste estudo, a TC foi mais sensível do que a USG no diagnóstico de pancreatite aguda. Um total de 40 (80%) dos indivíduos do estudo apresentavam caraterísticas sugestivas de pancreatite aguda na USG e todos estes casos foram confirmados como AP na TC. Para além destes 40 casos, a TC detectou seis casos que eram negativos na USG. Assim, o nosso estudo sugere que um estudo ecográfico negativo não exclui uma doença pancreática significativa e, por vezes, potencialmente fatal.

Os achados intra e extra pancreáticos mais comuns foram a dilatação do MPD e a coleção de fluido peripancreático e a presença de gordura espessa tanto na TC como na USG. Mas a TC foi mais específica na deteção destes achados. Além disso, a TC foi mais sensível do que a USG na identificação de calcificações, pâncreas necrosado, cálculos biliares, derrame pleural e ascite. Complicações como pâncreas necrosado, pseudoquistos, trombose esplénica e da veia porta foram mais bem avaliadas na TC do que na USG.

A ultrassonografia é uma ferramenta não invasiva, rápida, barata, amplamente disponível e segura, sem radiações nocivas, para a imagiologia e o diagnóstico de patologias pancreáticas. No entanto, a disseminação extra-pancreática da inflamação e as complicações vasculares podem não ser facilmente detectadas por esta técnica devido às suas limitações. Nestas situações, a CECT constitui uma investigação confirmativa no diagnóstico da PA. A alteração do tamanho e da ecogenicidade foram os achados ultra-sonográficos mais comuns. Neste estudo, o pâncreas volumoso e as áreas hipoecogénicas / heteroecogénicas foram considerados caraterísticos da PA na ecografia, tendo sido confirmados pela TC. Assim, verifica-se que tanto a ecografia como a TC têm um papel a desempenhar no diagnóstico da pancreatite e ambas são complementares entre si.

RESUMO

RESUMO

Foi efectuado um estudo prospetivo no departamento de Radiodiagnóstico do RajaRajeswari Medical College & Hospital Bengaluru em 50 doentes referenciados com abdómen agudo, apoiando a pancreatite aguda para CECT e que foram primeiro avaliados com ecografia. O objetivo deste estudo é compreender o papel da TC e da USG no diagnóstico da pancreatite e destacar e avaliar os casos em que a USG falhou o diagnóstico e que foram ajudados pela TC.

- A pancreatite aguda foi comum no grupo etário dos 31-40 anos (16, 32%) e no sexo masculino (40, 80%).
- A maioria dos indivíduos apresentava dor abdominal (16, 32%), seguida de vómitos e náuseas (12, 24%).
- A USG revelou que 40 (80%) doentes tinham o pâncreas volumoso.
- O achado mais comum na USG foi a ecotextura heterogénea do pâncreas (80%), os achados intrapancreáticos mais comuns na USG foram a coleção de líquido peripancreático 21 (42%) e os achados extra-pancreáticos mais comuns foram o fígado gordo e o derrame pleural em 11 (22%) e 7 (14%) dos indivíduos, respetivamente.
- Neste estudo, na USG, 40 (80%) dos indivíduos do estudo apresentavam caraterísticas sugestivas de pancreatite aguda.
- A TC revelou 46 (92%) dos casos com pâncreas volumoso.
- Neste estudo, os achados intra-pancreáticos mais comuns na TC foram a coleção de fluido peripancreático e a deposição de gordura em 19 (38%) e o achado extra-pancreático mais comum foi a ascite em 6 (12%).

- Neste estudo, de um total de 50 indivíduos, 46 (92%) eram positivos para pancreatite aguda na TC.
- 33 (66%) deles apresentaram complicações na TC e a coleção de líquido peripancreático foi a mais comum 19 (38%).
- Não se registaram falsos positivos na USG. Mas a USG registou seis casos como falsos negativos. Por conseguinte, a USG deve ser considerada apenas como uma modalidade inicial e todos os casos com provável pancreatite aguda devem ser seguidos com TC.
- Neste estudo, a TC ajudou a diagnosticar os casos falsos negativos, que de outra forma teriam terminado com complicações graves .

BIBLIOGRAFIA

BIBILOGRAFIA

1. Kim DH, Pickhardt PJ. Avaliação radiológica da pancreatite aguda e crónica. Surgical Clinics of North America. 2007 Dec 1;87(6):1341-58.
2. Sakorafas GH, Tsiotos GG, Sarr MG. Extrapancreatic necrotizing pancreatitis with viable pancreas: a previously under-appreciated entity. Journal of the American College of Surgeons. 1999 Jun 1;188(6):643-8.
3. UK W. UK guidelines for the management of acute pancreatitis. Gut. 2005 May;54(Suppl 3):iii1.
4. Silverstein W., M. B. Isikoff, M. C. Hill, J. Barkin. Diagnostic Imaging of Acute Pancreatitis Prospective Study Using CT and Sonography. AJR 1981; 137(3): 497-502
5. Rao MU, Sree LS, Raghavendra DS. Ultrassonografia V/S tomografia computorizada na avaliação da pancreatite: um estudo preliminar. Jornal de Evolução das Ciências Médicas e Dentárias. 2015 Apr 30;4(35):6099-111.
6. Calleja G.A., J.S Barkin. Pancreatite aguda Medical Clin North Am 1993; 77 (5): 1037-1055.
7. Sneha Lalith, Gurubharath Ilangovan. Estudo comparativo da ultrassonografia e da tomografia computorizada no diagnóstico da pancreatite aguda. Revista Internacional de Medicina Contemporânea Cirurgia e Radiologia. 2019;4(3):C28-C33.
8. Fitzgerald PJ. Anedotas médicas sobre algumas doenças do pâncreas. Monographs in pathology. 1980 Jan 1; 21:1-29.
9. Sachs M. Estudo do pâncreas e das suas doenças inflamatórias do século XVI ao XIX. Zentralblatt fur Chirurgie. 1993 Jan 1;118(11):702-11.

10. Ermak T, Grendell J. The pancreas: anatomy, histology, embryology, and developmental anomalies.In: Sleisenger M, Fordtran J. (eds). Gastrointestinal Disease. Pennsylvania, W. B Saunders Company 1993:1573
11. Opie EL. A relação da colelitíase com a doença do pâncreas e com a necrose da gordura. The American Journal of the Medical Sciences (1827-1924). 1901;121(1):27.
12. Symmers W. Pancreatite alcoólica aguda. Dublin J Med Sci 1917; 143:244-247.
13. Chiari H. Über selbstverdauung des menschlichen pancreas. Z Heilk 1896; 17:69-96
14. Elman R, Arneson N, Graham E: Valor das estimativas de amilase no sangue no diagnóstico da doença pancreática: um estudo clínico. Arch Surg 1929; 19:943-967.
15. Comfort M, Steinberg A. Pedigree de uma família com pancreatite crónica recidivante hereditária.Gastroenterology 1952;21:54-63
16. Thoeni R, Blankenberg F. Imagiologia pancreática. Radiol Clin North Am 1993; 31:1085-1113
17. Haaga J, Aldifi R, Zelch M, Meany T, Boller M, Gonzales L, Jelden G. Computed tomography of the pancreas. Radiologia 1976; 120:589-595
18. Stanley R, Sagel S, Levitt R. Avaliação tomográfica computorizada do pâncreas. Radiol. 1977; 124:715-722
19. Alexandre J, Guerreri M. O papel da pancreatectomia total no tratamento da pancreatite necrosante. World J Surg 1981;5:369-377
20. Baron T, Morgan D. Acute necrotizing pancreatitis. N Engl J Med 1999; 340:1412-1417

21. Büchler M. Objetivação da gravidade da pancreatite aguda. Hepato-Gastroenterol 1991; 38:101-108

22. Neoptolemos JP, Raraty M, Finch M, Sutton R. Acute pancreatitis: the substantial human and financial cases. Gut 1998; 42:886-891

23. Meyers MA. Relações anatómicas normais e variantes. InDynamic radiology of the abdomen 1988 (pp. 27-48). Springer, Nova Iorque, NY.

24. Kumar R. Textbook of human embryology. IK International Pvt Ltd; 2008 Jan 31.

25. Aiswarya Lakshmi N. Role of MDCT (128 slice scanner) in evaluation of focal pancreatic mass lesions (Doctoral dissertation, PSG Institute of Medical Sciences and Research, Coimbatore).

26. Yeh HC. Ultrassonografia do Pâncreas. InEndocrine Surgery 2003 Oct 15 (pp. 550-553). CRC Press.

27. Balthazar EJ, Chako AC. Tomografia computadorizada de massas pancreáticas. American Journal of Gastroenterology (Springer Nature). 1990 Apr 1;85(4).

28. Bartolozzi C, Lencioni R, Donati F, Cioni D. RM abdominal: fígado e pâncreas. Radiologia europeia. 1999 Sep;9(8):1496-512.

29. Beger HG, Bittner R, Block S, Büchler M. Contaminação bacteriana da necrose pancreática: um estudo clínico prospetivo. Gastroenterology. 1986 Aug 1;91(2):433-8.

30. Jeffrey Jr RB. Sonografia na pancreatite aguda. Radiologic Clinics of North America. 1989 Jan 1;27(1):5-17.

31. Vujic I. Complicações vasculares da pancreatite. Clínicas Radiológicas da América do Norte. 1989 Jan 1;27(1):81-91.

32. Petrov MS, Yadav D. Global epidemiology and holistic prevention of pancreatitis (Epidemiologia global e prevenção holística da pancreatite). Nature reviews Gastroenterology & hepatology. 2019 Mar;16(3):175-84.

33. Yadav D, Papachristou GI, Whitcomb DC. Alcohol-associated pancreatitis. Gastroenterology Clinics of North America. 2007 Jun 1;36(2):219-38.

34. Xiao AY, Tan ML, Wu LM, Asrani VM, Windsor JA, Yadav D, Petrov MS. Global incidence and mortality of pancreatic diseases: a systematic review, meta-analysis, and meta-regression of population-based cohort studies. The lancet Gastroenterology & hepatology. 2016 Sep 1;1(1):45-55.

35. Pendharkar SA, Mathew J, Petrov MS. Prevalência de diabetes específica por idade e sexo associada a doenças do pâncreas exócrino: um estudo de base populacional. Digestive and Liver Disease. 2017 May 1;49(5):540-4.

36. Lee YK, Huang MY, Hsu CY, Su YC. Relação bidirecional entre diabetes e pancreatite aguda: um estudo de coorte de base populacional em Taiwan. Medicine. 2016 Jan;95(2).

37. Shen HN, Yang CC, Chang YH, Lu CL, Li CY. Risco de diabetes mellitus após pancreatite aguda de primeiro ataque: um estudo nacional de base populacional. Jornal oficial do Colégio Americano de Gastroenterologia| ACG. 2015 Dec 1;110(12):1698-706.

38. Frey C, Zhou H, Harvey D, White RH. A co-morbilidade é um forte preditor de morte precoce e de falência de múltiplos órgãos em doentes com pancreatite aguda. Journal of Gastrointestinal Surgery. 2007 Jun;11: 733-42.

39. Banerjee A, Kaul A, Bache E, Parberry A, Doran J, Nicholson M. An audit of fatal acute pancreatitis. Postgrad Med J 1995;71: 472-475

40. Assmus C, Petersen M, Gottesleben F, Drüke M, Lankisch P. Epidemiologia da pancreatite aguda numa população alemã definida. Digestion 1996;57: A217

41. Jaakkola M, Nordback I. Pancreatite na Finlândia entre 1970 e 1989. Gut 1993; 34:1255-1260.

42. Karne S, Gorelick F. Etiopathogenesis of acute pancreatitis. Surg Clin North Am 1999; 79:699-710

43. Lee S, Nicholls J, Park H. Biliary sludge as a cause of acute pancreatitis. New Engl J Med 1992; 27:589-593

44. Steinberg W, Tenner S. Acute pancreatitis. N Engl J Med 1994; 330:1198-1210

45. Whitcomb D, Gorry M, Preston R, Furey W, Sossenheimer M, Ulrich C, Martin S, Gates L, Amann S, Toskes P, Liddle R, McGrath K, Uomo G, Post J, Ehlich G. Hereditary pancreatitis is caused by a mutation in the cationic trypsinogen gene. Nat Genet 1996; 14:141-145.

46. Norman J. The role of cytokines in the pathogenesis of acute pancreatitis. Am J Surg 1998; 175:76-83

47. Dubick M, Mar G, Mayer A, Majumdar A, McMahon M, Geokas M. Digestive enzymes and protease inhibitors in plasma from patients with acute pancreatitis. Pancreas 1987; 2:187-194.

48. Clavien P-A, Burgan S, Moossa AR. Enzimas séricas e outros testes laboratoriais na pancreatite aguda. Br J Surg 1989a; 76:1234-1243.

49. Steer M. The early intraacinar cell events which occur during acute pancreatitis. Pancreas 1998; 17:31-37.

50. Runzi M, Saluja A, Lerch M, Dawra R, Nishino H, Steer M. Early ductal decompression prevents the progression of biliary panreatitis: an experimental study in the opossum. Gastroenterology 1993; 105:157-164.

51. Greenbaum L, Hirschkowitz A. Endogenous cathepsin activation of trypsinogen in extracts of dog pancreas. Proc Soc Exp Biol Med 1961; 107:74-76

52. Warshaw A. Damage prevention versus damage control in acute pancreatitis. Gastroenterologia 1993; 104:1216-1219

53. Giroir B. Pancreatite, citocinas e SIRS: Dé ja vu all over again? Crit Care Med 1999; 27:680-681.

54. Osman M, Jensen S. Acute pancreatitis: The pathophysiological role of cytokines and integrins. Dig Surg 1999; 16:347-362

55. Johnson CD, Abu-Hilal M. Persistent organ failure during the first week as a marker of fatal outcome in acute pancreatitis. Gut. 2004 Sep 1;53(9):1340-4.

56. Mofidi R, Duff MD, Wigmore SJ, Madhavan KK, Garden OJ, Parks RW. Association between early systemic inflammatory response, severity of multiorgan dysfunction and death in acute pancreatitis. Journal of British Surgery. 2006 Jun;93(6):738-44.

57. Lytras D, Manes K, Triantopoulou C, Paraskeva C, Delis S, Avgerinos C, Dervenis C. Persistent early organ failure: defining the high-risk group of patients with severe acute pancreatitis? Pancreas. 2008 Apr 1;36(3):249-54.

58. Banks PA, Bollen TL, Dervenis C, Gooszen HG, Johnson CD, Sarr MG, Tsiotos GG, Vege SS. Classificação da pancreatite aguda-2012: revisão da classificação de Atlanta e definições por consenso internacional. Gut. 2013 Jan 1;62(1):102-11.

59. Singh VK, Bollen TL, Wu BU, Repas K, Maurer R, Yu S, Mortele KJ, Conwell DL, Banks PA. Uma avaliação da gravidade da pancreatite intersticial. Gastroenterologia Clínica e Hepatologia. 2011 Dec 1;9(12):1098-103.

60. Mortele KJ, Zou KH, Banks PA, Silverman SG. A modified CT severity index for evaluating acute pancreatitis: improved correlation with patient outcome. Pancreas. 2004 Nov 1;29(4):363.

61. Jáuregui-Arrieta LK, Alvarez-López F, Cobián-Machuca H, Solís-Ugalde J, Torres-Mendoza BM, Troyo-Sanromán R. Effectiveness of the modify tomographic severity index in patients with severe acute pancreatitis. Revista de gastroenterologia do México. 2008 Jul 1;73(3):144-8.

62. Bollen TL, Singh VK, Maurer R, Repas K, Van Es HW, Banks PA, Mortele KJ. Comparative evaluation of the modified CT severity index and CT severity index in assessing severity of acute pancreatitis. American Journal of Roentgenology. 2011 Aug;197(2):386-92.

63. Sahu B, Abbey P, Anand R, Kumar A, Tomer S, Malik E. Severity assessment of acute pancreatitis using CT severity index and modified CT severity index: Correlação com os resultados clínicos e a classificação da gravidade de acordo com a Classificação de Atlanta revista. Jornal Indiano de Radiologia e Imagiologia. 2017 Abr;27(02):152-60.

64. Gupta P, Dawra S, Chandel K, Samanta J, Mandavdhare H, Sharma V, Sinha SK, Dutta U, Kochhar R. Fat-modified computed tomography severity index (CTSI) is a better predictor of severity and outcome in patients with acute pancreatitis compared with modified CTSI. Radiologia Abdominal. maio de 2020; 45:1350-8.

65. Crockett SD, Wani S, Gardner TB, Falck-Ytter Y, Barkun AN, Crockett S, Feuerstein J, Flamm S, Gellad Z, Gerson L, Gupta S. American Gastroenterological Association Institute guideline on initial management of acute pancreatitis. Gastroenterologia. 2018 Mar 1;154(4):1096-101.

66. Projeto final dos critérios de diagnóstico e dos critérios de avaliação da gravidade da pancreatite aguda; Relatório de 2005. Tóquio: Grupo de Investigação e Investigação de Doenças Pancreáticas Intratáveis do Ministério da Saúde, do Trabalho e do Bem-Estar do Japão; 2006: 27-34.
67. Malfertheiner P, Kemmer TP. Quadro clínico e diagnóstico da pancreatite aguda. Hepato-gastroenterologia. 1991 Abr 1;38(2):97-100.
68. Ohtsuki M, Kihara Y, Kikuchi K, et al. Investigação epidemiológica nacional sobre pancreatite aguda; Relatório de 2004. Tóquio: Grupo de Investigação e Pesquisa de Doenças Pancreáticas Intratáveis do Ministério da Saúde, Trabalho e Bem-Estar do Japão; 2005:56-63.
69. Read G, Braganza JM, Howat HT. Pancreatite - um estudo retrospetivo. Gut. 1976 Dec 1;17(12):945-52.
70. Brewer BJ, Golden GT, Hitch DC, Rudolf LE, Wangensteen SL. Dor abdominal. Uma análise de 1.000 casos consecutivos numa sala de emergência de um hospital universitário. American journal of surgery. 1976 Feb 1;131(2):219-23.
71. Agarwal N, Pitchumoni CS, Sivaprasad AV. Evaluating tests for acute pancreatitis. American Journal of Gastroenterology (Springer Nature). 1990 Apr 1;85(4).
72. Nordestgaard AG, Wilson SE, Williams RA. Correlação dos níveis séricos de amilase com a patologia pancreática e a etiologia da pancreatite. Pancreas. 1988 Apr 1;3(2):159-61.
73. Apple F, Benson P, Preese L, Eastep S, Bilodeau L, Heiler G. Lipase and pancreatic amylase activities in tissues and in patients with hyperamylasemia. Jornal americano de patologia clínica. 1991 Nov 1;96(5):610-4.
74. Orebaugh SL. Níveis normais de amilase na apresentação de pancreatite aguda. O jornal americano de medicina de emergência. 1994 Jan 1;12(1):21-4.

75. Ventrucci M, Pezzilli R, Naldoni P, Montone L, Gullo L. A rapid assay for serum immunoreactive lipase as a screening test for acute pancreatitis. Pancreas. 1986 Jul 1;1(4):320-3.

76. Chen YT, Chen CC, Wang SS, Chang FY, Lee SD. Teste rápido de tripsinogénio urinário-2 no diagnóstico da pancreatite aguda. Pancreas. 2005 Apr 1;30(3):243-7.

77. Eckfeldt JH, Kolars JC, Elson MK, Shafer RB, Levitt MD. Testes séricos para pancreatite em pacientes com dor abdominal. Archives of pathology & laboratory medicine. 1985 Abr 1;109(4):316-9.

78. Toskes PP. Pancreatite hiperlipidémica. Gastroenterology Clinics of North America. 1990 Dec 1;19(4):783-91.

79. Vissers RJ, Abu-Laban RB, McHugh DF. Amylase and lipase in the emergency department evaluation of acute pancreatitis. The Journal of emergency medicine. 1999 Nov 1;17(6):1027-37.

80. Brascho DJ, Reynolds TN, Zanca P. O "sinal de corte do cólon" radiográfico na pancreatite aguda. Radiology. 1962 Nov;79(5):763-8.

81. MEYERS MA, EVANS JA. Efeitos da pancreatite no intestino delgado e no cólon: Propagação ao longo dos planos mesentéricos. American Journal of Roentgenology. 1973 Sep;119(1):151-65.

82. Pickhardt PJ. O sinal de corte do cólon. Radiologia. 2000 May;215(2):387-9.

83. Silverstein WM, Isikoff MB, Hill MC, Barkin J. Diagnostic imaging of acute pancreatitis: prospective study using CT and sonography. American Journal of Roentgenology. 1981 Sep 1;137(3):497-502.

84. Jeffrey Jr RB, Laing FC, Wing VW. Extrapancreatic spread of acute pancreatitis: new observations with real-time US. Radiology. 1986 Jun;159(3):707-11.

85. Bollen TL, van Santvoort HC, Besselink MG, van Es WH, Gooszen HG, van Leeuwen MS. Atualização sobre pancreatite aguda: caraterísticas da ecografia, tomografia computorizada e ressonância magnética. Em Seminários em Ultrassom, CT e MRI 2007 Out 1 (Vol. 28, No. 5, pp. 371-383). WB Saunders.
86. Classificação da pancreatite aguda com base na extensão retroperitoneal: aplicação do conceito de planos inter-fasciais.
87. Balthazar EJ, Freeny PC, vanSonnenberg E. Imaging and intervention in acute pancreatitis. Radiology. 1994 Nov;193(2):297-306.
88. Alexander ES, Clark RA, Federle MP. Gás pancreático: indicação de fístula pancreática. American Journal of Roentgenology. 1982 Dec 1;139(6):1089-93.
89. Miller FH, Keppke AL, Dalal K, Ly JN, Kamler VA, Sica GT. Ressonância magnética da pancreatite e suas complicações: parte 1, pancreatite aguda. American Journal of Roentgenology. 2004 Dec;183(6):1637-44.
90. Kim YK, Ko SW, Kim CS, Hwang SB. Effectiveness of MR imaging for diagnosing the mild forms of acute pancreatitis: comparison with MDCT. Journal of Magnetic Resonance Imaging: An Official Journal of the International Society for Magnetic Resonance in Medicine. 2006 Dec;24(6):1342-9.
91. Morgan DE, Baron TH, Smith JK, Robbin ML, Kenney PJ. Colecções de fluido pancreático antes da intervenção: avaliação com imagens de RM comparadas com TC e US. Radiology. 1997 Jun;203(3):773-8.
92. Ward J, Chalmers AG, Guthrie AJ, Larvin M, Robinson PJ. RM ponderada em T2 e com realce dinâmico na pancreatite aguda: comparação com TC com contraste. Clinical radiology. 1997 Feb 1;52(2):109-14.

93. Piironen A, Kivisaari R, Kemppainen E, Laippala P, Koivisto AM, Poutanen VP, Kivisaari L. Deteção de pancreatite aguda grave por ressonância magnética com contraste. European radiology. 2000 Jan; 10:354-61.

94. Loperfido S, Angelini G, Benedetti G, Chilovi F, Costan F, De Berardinis F, De Bernardin M, Ederle A, Fina P, Fratton A. Major early complications from diagnostic and therapeutic ERCP: a prospective multicenter study. Gastrointestinal endoscopy. 1998 Jul 1;48(1):1-0.

95. Foster BR, Jensen KK, Bakis G, Shaaban AM, Coakley FV. Classificação revista de Atlanta para pancreatite aguda: um ensaio pictórico. Radiographics. 2016 May;36(3):675-87.

96. Singh VK, Bollen TL, Wu BU, Repas K, Maurer R, Yu S, Mortele KJ, Conwell DL, Banks PA. Uma avaliação da gravidade da pancreatite intersticial. Gastroenterologia Clínica e Hepatologia. 2011 Dec 1;9(12):1098-103.

97. Tüney D, Altun E, Barlas A, Yegen C. Fístula pancreático-colónica após pancreatite aguda necrotizante. Diagnóstico com TC espiral utilizando meio de contraste hidrossolúvel rectal. Jop. 2008 Jan 8;9(1):26-9.

98. Shyu JY, Sainani NI, Sahni VA, Chick JF, Chauhan NR, Conwell DL, Clancy TE, Banks PA, Silverman SG. Necrotizing pancreatitis: diagnosis, imaging, and intervention. Radiografia. 2014 Sep;34(5):1218-39.

99. Da Costa DW, Boerma D, Van Santvoort HC, Horvath KD, Werner J, Carter CR, Bollen TL, Gooszen HG, Besselink MG, Bakker OJ. Gestão multidisciplinar faseada para pancreatite necrotizante. Jornal de Cirurgia Britânica. 2014 Jan;101(1): e65-79.

100. Gonoi W, Akai H, Hagiwara K, Akahane M, Hayashi N, Maeda E, Yoshikawa T, Tada M, Uno K, Ohtsu H, Koike K. Pancreas divisum as a predisposing fator

for chronic and recurrent idiopathic pancreatitis: initial in vivo survey. Gut. 2011 Aug 1;60(8):1103-8.

101. Bradley III E. Um sistema de classificação com base clínica para a pancreatite aguda. Resumo do simpósio internacional sobre pancreatite aguda, Atlanta, Ga, 11-13 de setembro de 1992. Arch Surg1993; b128:586-590

102. Wilson C, Heath D, Imrie C. Prediction of outcome in acute pancreatitis: a comparative study of APACHE II, clinical assessment and multiple fator scoring systems. Br J Surg 1990; 77:1260-1264

103. Ranson J, Rifkind K, Roses D, Fink S, Eng K, Spencer F. Prognostic signs and the role of operative management in acute pancreatitis. Surg Gynecol Obstet 1974; 139:69-81

104. Marshall J, Cook D, Christnou N, Bernard G, Sprung C, Sibbald W. Multiple organ dysfunction score: Um descritor fiável de um resultado clínico complexo. Crit Care Med 1995; 23:1638-1652

105. Chishty IA, Bari V, Pasha S, Burhan D, Haider Z, Rafique Z. Role of computed tomography in acute pancreatitis and its complications among age groups. Jornal da Associação Médica do Paquistão. 2005;55(10):431.

106. Casas JD, Díaz R, Valderas G, Mariscal A, Cuadras P. Prognostic value of CT in the early assessment of patients with acute pancreatitis. American Journal of Roentgenology. 2004 Mar;182(3):569-74.

107. Lohse MR, Ullah K, Seda J, Thode Jr HC, Singer AJ, Morley EJ. The role of emergency department computed tomography in early acute pancreatitis. O jornal americano de medicina de emergência. 2021 Oct 1; 48:92-5.

108. Balthazar EJ, Ranson JH, Naidich DP, Megibow AJ, Caccavale R, Cooper MM. Pancreatite aguda: valor prognóstico da TC. Radiology. 1985 Sep;156(3):767-72.

109. Balthazar EJ. Pancreatite aguda: avaliação da gravidade com avaliação clínica e tomográfica. Radiology. 2002 Jun;223(3):603-13.

110. 110. Chaokromthong K, Sintao N. Sample size estimation using Yamane and Cochran and Krejcie and Morgan and green formulas and Cohen statistical power analysis by G* Power and comparisions. Revista Internacional Apheit. 2021 Dec 24;10(2):76-86.

111. Kondeti R, Gowda PT. Um estudo sobre o papel comparativo da ecografia e da tomografia computorizada no diagnóstico da pancreatite aguda.

112. Lalith S, Ilangovan G. Comparative study of ultrasonography and computed tomography in diagnosis of acute pancreatitis. Int J Contemp Med Surg Radiol. 2019;4:C28-33.

113. Rao MU, Sree LS, Raghavendra DS. Ultrassonografia V/S tomografia computorizada na avaliação da pancreatite: um estudo preliminar. Jornal de Evolução das Ciências Médicas e Dentárias. 2015 Apr 30;4(35):6099-111.

114. Alpern MB, Sandler MA, Kellman GM, Madrazo BL. Pancreatite crónica: caraterísticas ultra-sónicas. Radiology. 1985 Apr;155(1):215-9.

115. Luetmer PH, Stephens DH, Ward EM. Pancreatite crónica: reavaliação com TC atual. Radiology. 1989 May;171(2):353-7.

116. Silverstein WM, Isikoff MB, Hill MC, Barkin J. Diagnostic imaging of acute pancreatitis: prospective study using CT and sonography. American Journal of Roentgenology. 1981 Sep 1;137(3):497-502.

117. Lesniak RJ, Hohenwalter MD, Taylor AJ. Spectrum of causes of pancreatic calcifications (Espectro de causas de calcificações pancreáticas). American Journal of Roentgenology. 2002 Jan;178(1):79-86.

118. Jeffrey Jr RB. Sonografia na pancreatite aguda. Radiologic Clinics of North America. 1989 Jan 1;27(1):5-17.

119. Gandolfi L, Torresan F, Solmi L, Puccetti A. O papel do ultrassom nas doenças biliares e pancreáticas. Revista Europeia de Ultrassom. 2003 Feb 1;16(3):141-59.

120. Asayama Y, Fang W, Stolpen A, Kuehn D. Detectability of pancreas divisum in patients with acute pancreatitis on multi-detetor row computed tomography. Emergency radiology. 2012 Apr; 19:121-5.

121. Johnson CD, Besselink MG, Carter R. Pancreatite aguda. BMJ 2014;349(3):4859.

122. Balthazar EJ, Robinson DL, Megibow AJ, Ranson JH. Acute pancreatitis: value of CT in establishing prognosis. Radiology. 1990 Feb;174(2):331-6.

123. Hessel SJ, Siegelman SS, McNeil BJ, Sanders R, Adams DF, Alderson PO, Finberg HJ, Abrams HL. A prospective evaluation of computed tomography and ultrasound of the pancreas (Uma avaliação prospetiva da tomografia computorizada e da ecografia do pâncreas). Radiology. 1982 Abr;143(1):129-33.

124. Calleja G.A., J.S Barkin. Pancreatite aguda Medical Clin North Am 1993; 77 (5): 1037-1055.

125. Bolondi L, Bassi SL, Gaiani S, Barbara L. Sonografia da pancreatite crónica. Radiologic clinics of North America. 1989 Jul 1;27(4):815-33.

126. Hessel SJ, Siegelman SS, McNeil BJ, Sanders R, Adams DF, Alderson PO, Finberg HJ, Abrams HL. A prospective evaluation of computed tomography and

ultrasound of the pancreas (Uma avaliação prospetiva da tomografia computorizada e da ecografia do pâncreas). Radiology. 1982 Abr;143(1):129-33.

127. Yie M, Jang KM, Kim MJ, Lee Y, Choi D. Diagnostic value of CT features of the gallbladder in the prediction of gallstone pancreatitis. European journal of radiology. 2011 Nov 1;80(2):208-12.

128. Cotton PB, Stern RB. Pancreatic diagnosis. British Medical Journal. 1977 Jan 1;1(6054):166.

129. Jaiswal P, Shrestha S, Dwa Y. Comparação da ecografia e da tomografia computorizada com contraste em casos clinicamente diagnosticados de pancreatite aguda. Jornal da Academia de Ciências da Saúde de Patan. 2021 May 15;8(1):51-7.

130. Sharma V, Rana SS, Sharma RK, Kang M, Gupta R, Bhasin DK. A study of radiological scoring system evaluating extrapancreatic inflammation with conventional radiological and clinical scores in predicting outcomes in acute pancreatitis. Anais de gastroenterologia: publicação trimestral da Sociedade Helénica de Gastroenterologia. 2015 Jul;28(3):399.

131. Kamisawa T, Egawa N, Nakajima H, Tsuruta K, Okamoto A, Kamata N, Funata N. Comparação dos achados radiológicos e histológicos na pancreatite autoimune. Hepato-gastroenterologia. 2006 Nov 1;53(72):953-6.

132. Buscail L, Escourrou J, Moreau J, Delvaux M, Louvel D, Lapeyre F, Tregant P, Frexinos J. Ultrassonografia endoscópica na pancreatite crónica: um estudo prospetivo comparativo com a ultrassonografia convencional, a tomografia computorizada e a CPRE. Pancreas. 1995 Apr 1;10(3):251-7.

ANEXOS

PROFORMA

A. IP NÃO

B. IDADE

C. SEXO

D. INDICAÇÃO

E. ETIOLOGIA

F. ACHADOS ULTRA-SONOGRÁFICOS

I. TAMANHO

II. ECHOTEXTURE

III. ACHADOS PANCREÁTICOS INTERA

IV. ACHADOS EXTRA PANCREÁTICOS

V. PANCREATITE AGUDA - PRESENTE/AUSENTE

G. CONCLUSÕES DA CT

I. TAMANHO

II. ACHADOS INTRA-PANCREÁTICOS

III. ACHADOS EXTRA PANCREÁTICOS

IV. PANCREATITE AGUDA - PRESENTE/AUSENTE

V. COMPLICAÇÕES - PRESENTES/AUSENTES

VI. COMPLICAÇÕES PRESENTES - PSEUDOCISTO/COLAMENTO DE GORDURA PERIPANCREÁTICA OU ACUMULAÇÃO DE FLUIDO/TROMBOSE DA VEIA ESPLÉNICA OU DA VEIA PORTA/ HEMORRAGIA/QUALQUER OUTRA

CERTIFICADO DO COMITÉ DE ÉTICA

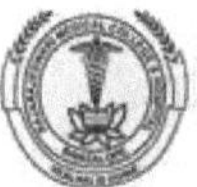

RajaRajeswari Medical College & Hospital

A Constituent Institution of Dr.M.G.R. Educational and Research Institute, Chennai, India

(Deemed to be University)

202 Kambipura, Mysore Road, Bengaluru - 560 074. Ph: 080 29292929 / 28437444

INSTITUTIONAL ETHICS COMMITTE

RRMCH-IEC/136/ 2022 **Date: 17.08.2022**

From,
Member Secretary,
Rajarajeswari Medical College and Hospital
Institutional Ethics Committee
Bangalore-560074

To,
Dr. Chiranth Gowda H P
Post Graduate
Dept. of Radio-diagnosis
RRMCH, Bangalore

Dear Dr. Chiranth Gowda H P

Subject: Approval of Dissertation synopsis by the Institutional Ethics Committee

The IEC meeting at RRMCH was held on 29.07.2022. The committee has gone through the study material submitted and presented by you for Dissertation synopsis **"Comparative Study of Ultrasonography and Computed Tomography in Diagnosis of Acute Pancreatitis"** after detailed deliberations, the committee accords its **APPROVAL** for the said **Dissertation synopsis.**

You are required to inform to IEC of the following

1. Any adverse events to be informed to IEC.
2. To submit the interim reports once in three months.
3. After completion of the above research project, principal Investigator is required to submit a brief summary of results obtained to the IEC.

With Best Wishes

Member Secretary
RRMCH – IEC

MEMBER SECRETARY
Rajarajeswari Medical College
& Hospital
Institutional Ethics Committee
Bangalore - 74

Email: iec@rrmch.org Website: www.rrmch.org

FORMULÁRIO DE CONSENTIMENTO / ಸಮ್ಮತಿಪತ್ರ

Tema da tese: "Estudo Comparativo da Ultrassonografia e da Tomografia Computadorizada no Diagnóstico da Pancreatite Aguda".

MD/MS Candidato: DR CHIRNTH GOWDA H P

Guia: DR JAVAJI RAVI PRASAD

Foi-me explicado o estudo "Estudo comparativo da ecografia e da tomografia computorizada no diagnóstico da pancreatite aguda" e também o objetivo do estudo.
Os dados médicos do nosso doente só serão recolhidos para o estudo após a obtenção do consentimento. Foi-me explicado que o tratamento do nosso doente não é afetado por este estudo. Eu/Nós podemos recusar dar o consentimento para a inclusão do nosso doente no estudo ou podemos retirar-nos do estudo em qualquer altura.
Foi-me garantido que não haverá qualquer alteração no tratamento do doente, mesmo que este se recuse a dar o seu consentimento ou se retire do estudo. Foi-me também garantido que a privacidade dos dados do paciente será mantida.

ನಮಗೆ ಅಧ್ಯಯನ ಮತ್ತು ಅದರ ಉದ್ದೇಶದ ಬಗ್ಗೆ □□□□□□□□□□□□□□.

ಈ ಅಧ್ಯಯನಕ್ಕೆ ನಮ್ಮರೋಗಿಯ ವೈದ್ಯಕೀಯ ಮಾಹಿತಿಯನ್ನು ನಮ್ಮ ಸಮ್ಮತಿಯನ್ನು ಪಡೆದ ನಂತರ □□□□□□□□□□□□□□□. □ ಅಧ್ಯಯನ ದಿಂದ ನಮ್ಮರೋಗಿಯ ಚಿಕಿತ್ಸೆಯಲ್ಲಿ ಯಾವುದೇ ಬದಲಾವಣೆ □□□□□□□□□□□. □□□□ ಈ ಅಧ್ಯಯನಕ್ಕೆ ನಮ್ಮ ರೋಗಿಯ ವೈದ್ಯಕೀಯ ಮಾಹಿತಿಯನ್ನು ಬಳಸಲು ಸಮ್ಮತಿ ನೀಡದೆ ಇರಬಹುದು ಅಥವಾ ಯಾವುದೇ ಸಮಯದಲ್ಲಿ ಅಧ್ಯಯನಕ್ಕೆ ಸಮ್ಮತಿಯನ್ನು ನಿರಾಕರಿಸ □□□□□. □□□□□□ ನೀಡದೇ ಇದ್ದಲ್ಲಿ ಅಥವಾ ಅಧ್ಯಯನಕ್ಕೆ ಸಮ್ಮತಿಯನ್ನು ನಿರಾಕರಿಸಿದಲ್ಲಿ ನಮ್ಮ ರೋಗಿಯ ಚಿಕಿತ್ಸೆಯಲ್ಲಿ ಯಾವುದೇ ಬದಲಾವಣೆ ಯಾಗುವುದಿಲ್ಲ ವೆಂಬ ಆಶ್ವಾಸನೆ □□□□□□□□□□□□. □□□□ ರೋಗಿಯ ಮಾಹಿತಿಯ ಗೌಪ್ಯತೆಯನ್ನು □□□□□□□□□□□□□.

DATA:

INTERPRETADOR

ASSINATURA DO ENCARREGADO DE EDUCAÇÃO

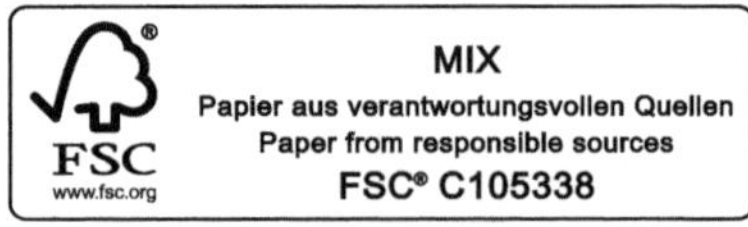

Printed by Books on Demand GmbH, Norderstedt / Germany